Voegeli

Das ABC der Gesundheit

Das ABC der Gesundheit

Von Dr. med. Adolf Voegeli

7. Auflage

Mit 1 Fragebogen

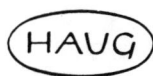

Karl F. Haug Verlag · Heidelberg

CIP-Kurztitelaufnahme der Deutschen Bibliothek

Voegeli, Adolf:
Das ABC der Gesundheit: mit 1 Fragebogen / von Adolf Voegeli. [Aus d. Franz.
übertr. von H. Fritz]. – 7. Aufl. – Heidelberg: Haug, 1983.
    Einheitssacht.: L'ABC de la santé «dt.»
    ISBN 3-7760-0335-9

© 1964 Karl F. Haug Verlag, Ulm/Donau
Aus dem Französischen übertragen von H. Friz

3.-6. Auflage 1975-1981 Karl F. Haug Verlag, Heidelberg
7. Auflage 1983

Verlags-Nr. 8339   ISBN 3-7760-0335-9
Herstellung: Druckerei Heinrich Schreck KG, 6735 Maikammer

Inhalt

I.
Was ist Homöopathie?

Um die Homöopathie zu verstehen, bedenke man folgendes: Eine Pflanze bringt Samen hervor, die, wenn man sie in die Erde versenkt, wiederum neue Pflanzen derselben Art zu erzeugen vermögen. Von allen Samen, welche eine Pflanze produziert, sind aber nicht alle keimfähig; ein bestimmter Prozentsatz der Samen vermag nicht, ein neues Gewächs zu erzeugen.

Worin besteht nun der Unterschied zwischen den keimfähigen und den keimunfähigen Samen? Kein Chemiker wird dies im voraus durch eine Analyse feststellen können, denn die beiden Samen sind morphologisch und chemisch absolut identisch, wiewohl ein gewaltiger Unterschied zwischen ihnen besteht. Worin besteht dieser Unterschied? Der keimfähige Same enthält einen u n s i c h t b a r e n, durch k e i n e n noch so feinen Apparat feststellbaren Faktor, der aber gerade für den Samen das Wesentliche ist, während der keimunfähige Same diesen Faktor nicht enthält, daher vollkommen versagt und wertlos ist. Diesen Faktor, den wir Lebensenergie nennen wollen, ist mit der Elektrizität vergleichbar, die einen Kupferdraht durchläuft und einen Zug zu schnellster Geschwindigkeit antreiben kann. Auch hier ist die Energie unsichtbar; aber die Lebensenergie des Samens ist ungemein viel feiner und komplizierter als die Elektrizität. Sie muß aus einer ganzen Skala feinster Schwingungen bestehen, die man weder messen noch registrieren kann. Sie befindet sich im Samen in einer p o t e n - t i e l l e n, latenten Form.

Wenn wir einen Samen mikroskopisch oder auf irgend eine andere Art untersuchen, mittels welcher die moderne Wissenschaft ihre Untersuchungen durchführt, so können wir garnichts über ihn aussagen. Wir können mit diesen Methoden a priori nicht feststellen, welche Pflanze der Same eventuell hervorbringen könnte, indem diese als solche in keiner Art, auch nicht in ihren kleinsten Anfängen, irgendwie im Samen vorhanden ist. Ebensowenig können wir über seine wichtigste Eigenschaft, nämlich über seine Keimfähigkeit keineswegs auch nur das geringste aussagen; es bleibt uns da nichts übrig, als den Samen in die Erde zu versenken und zu warten, was geschieht.

Die potentiellen Kräfte, welche in einer Keimzelle enthalten und entscheidend sind für das, was die Zelle in der Zukunft gestalten wird, sind also wissenschaftlich n i c h t wahrnehmbar zu machen und ihrem Wesen nach w i s s e n s c h a f t l i c h vollständig unbekannt.

Wissenschaftlich können wir nur die durch diese in ihrem Wesen unbekannten Lebensenergien hervorgerufenen chemischen Reaktionen und materiellen Gestaltungen erforschen. Diese untersucht der Biologe mit großem Fleiß. Dieser Fleiß ist so groß, daß er über seinen Untersuchungen ganz vergißt, welcher Art (unwahrnehmbar) sein ursprüngliches Untersuchungsobjekt gewesen ist. Daher ist er sich mit der Zeit nicht mehr darüber klar, daß das, was er untersucht, nämlich die morphologischen Gestaltungen und die chemischen Reaktionen, gar nicht identisch sind mit dem, was er untersuchen wollte, d. h. mit den Kräften, welche diese chemischen Reaktionen und morphologischen Gestaltungen hervorbringen.

Auf diesem Vergessen und Unterschieben, d. h. auf einer gewissen B e r u f s b l i n d h e i t (Amaurosis scientifica) beruht die ganze Dreistigkeit, mit der die Wissenschaften, welche mit dem Lebendigen zu tun haben, heute auftreten. Sie tun so, als ob sie vom Leben etwas wüßten, weil sie die Formen studiert haben, die es hervorbringt, und die chemischen Reaktionen, die es im lebenden Organismus unterhält. Wäre sich die Wissenschaft darüber klar, daß sie nur Parallelerscheinungen des Lebens, nicht aber dieses selbst, erforschen kann, so müßte sie sehr viel bescheidener sein.

In vielen Fragen des Lebens ist daher beispielsweise ein ganz einfacher Bauer oder Pflanzenzüchter viel besser dran, als der berühmteste Wissenschaftler. Der Erstere fußt nämlich auf generationenlangen Erfahrungen. Er hat vom Vater gelernt, welcher Samen diese und welcher andere Samen jene Pflanze hervorbringt. Natürlich weiß er nicht, weshalb dies so ist, aber er kennt dieselben ihrer äußeren Form nach und hält sich an die von seinen Vorfahren gemachten Erfahrungen. So wird er sich selten irren in bezug auf die den verschiedenen Samen innewohnenden artspezifischen Eigenschaften.

Man stelle aber einmal einen Wissenschaftler vor die Aufgabe, auf Grund der mikroskopischen oder irgend einer anderen wissenschaftlichen Analyse vorauszusagen, welche Pflanze ein bestimmter, ihm aus der Erfahrung bisher nicht bekannter Same hervorbringen werde. Er wird die Aussichtslosigkeit eines solchen Beginnens sofort zugeben müssen mit dem Hinweis darauf, daß die zukünftige Pflanze in keiner Weise als solche im Samenkorn vorgebildet sei.

Und doch ist sie da, und zwar ganz genau in jedem ihrer Teile, denn sonst könnte sie ja später nicht entstehen. Nur ist sie eben nicht materiell da, sondern p o t e n t i e l l, e n e r g e t i s c h, d. h. in einer Gestaltung, in der wir sie auch mit den allervollkommensten Instrumenten nicht wahrnehmen können.

Die Beobachtung und Erfahrung ist also entscheidend, eine wissenschaftliche Zergliederung ist im Bereiche des Lebens unmöglich. Nur die damit parallel gehenden materiellen Vorgänge können analysiert werden. All das Gesagte gilt grundsätzlich für jede lebende Zelle, für jeden Zellverband und jeden lebenden Organismus, also auch für den Menschen. Jede Zelle besitzt in gleicher Weise ihr energetisches Potential, ihre besondere Vitalität. Alle diese Energien sind in völligem Gleichgewicht beim gesunden Menschen. Unter dieser Bedingung funktioniert der Organismus normal, jedes Organ arbeitet dann in harmonischer Weise mit den anderen zusammen. Die Gewebe widerstehen den schädlichen äußeren Einwirkungen (z. B. den Mikroben), die Drüsensekrete, Empfindungen, Gefühle und Gedanken sind normal und förderlich.

Indessen gibt es unter den Samen auch solche, bei denen die Vitalität nicht ausreicht oder aus dem Gleichgewicht gebracht ist. Niemand kann sie von den gesunden Samen unterscheiden. Wenn man sie dann sät, erzeugen manche eine kümmerliche kurzlebige Pflanze, andere werden überhaupt nicht keimen. Bei einer schwachen Pflanze käme wohl niemand auf den Einfall, sie in eine kräftige Pflanze verwandeln zu wollen, indem man ihr jeden Tag eine Arznei oder etwas derartiges einspritzt. Jeder Gärtner zieht vielmehr den Schluß, daß der Same schlecht war, und daß die daraus hervorgegangene Pflanze niemals ebenso schön werden kann, wie eine von gesunden und kräftigen Samen erzeugte Pflanze.

Beim Menschen allerdings ist dieses Problem komplizierter. Man kann ihn nicht wie eine kümmerliche Pflanze ausreißen und wegwerfen. Daß aber in Fällen solcher konstitutioneller Minderwertigkeiten chemische Medikamente, die nur für Stunden auf den Chemismus der Zellen wirken (also alle allopathischen Heilmittel), nichts zu erreichen ist, dürfte ohne weiteres klar sein. Denn hier können nur therapeutische Faktoren etwas ausrichten, die viel tiefer wirken, nämlich auf die unsichtbare Lebensenergie, deren Gleichgewichtsstörungen die Ursache der schwächlichen Ausbildung des Körpers war. Solche Medikamente werden wir in der Folge kennenlernen.

Das gleiche Phänomen gilt für die Menschen. Auch hier begegnen wir Individuen, die aus schlechtem Samen hervorgegangen und daher weniger schön sind als die aus gutem Samen erzeugten. Die Sache ist jedoch beim Menschen, wie gesagt, komplizierter. Beim Baum sehen wir nur die ausgesprochenen Fehler, denn er ist ein verhältnismäßig einfacher Organismus. Alle seine Lebensäußerungen gehören zum Phänomen von Wachstum und Fortpflanzung. Der Baum hat keine Empfindungen, keine Gefühle und keine Gedanken. Er ist verhältnismäßig isoliert und gut gegen Feinde geschützt, durch eine Rinde, die beinahe unverwundbar ist. Anders verhält es sich beim Menschen. Letzterer ist ständig in Kontakt mit seinesgleichen, hat eine verhältnismäßig leicht verwundbare Hülle und Organe, wie z. B. Mund und Nase, die in direkter Verbindung mit seiner Umwelt stehen. Außerdem hat er Empfindungen, Gefühle und Gedanken. Aus diesem Grunde können sich schon relativ schwache Störungen der Vitalität beim Menschen auswirken.

Wenn ein Mensch erkrankt, werden zuallererst die Empfindungen anomal. Er leidet an Schmerzen, Stechen, Prickeln, Beklemmungen, Herzklopfen, Brennen usw. Wenn sich die Krankheit verschlimmert, beginnt der Allgemeinzustand darunter zu leiden. Der Kranke fühlt sich geschwächt, müde, ohne Unternehmungsgeist und hat keine Lust, die gewohnte Tätigkeit auszuüben. Wenn die Schwere der Krankheit zunimmt, leidet auch das Gemüt, der Kranke wird reizbar, asozial, gleichgültig, unmoralisch, gewalttätig oder teilnahmslos. Manchmal werden auch die geistigen Fähigkeiten durch das gestörte Gleichgewicht der Lebenskraft ebenso beeinflußt und die Gedanken werden anomal; es stellen sich Einbildungen, Halluzinationen und erschreckende Träume ein, das Gedächtnis wird schlecht, die Intelligenz leidet usw. In anderen Fällen verliert der Organismus seine Widerstandskraft gegen die äußeren Feinde, und alle möglichen Bakterien können in ihn eindringen.

Außer im letzteren Fall kann keine Veränderung der Organe festgestellt werden. Wenn ein Kranker, dessen Empfindungen, Gefühle und geistigen Fähigkeiten gelitten haben, zum Arzt kommt, kann dieser keine organische Veränderung feststellen. Der Patient ist aber trotzdem krank, obwohl der Arzt nichts findet.

Erst wenn die Krankheit die Gewebe des p h y s i s c h e n O r g a n i s m u s angreift, wenn diese anfangen zu entarten oder wenn die Bakterien Zerstörungen bewirken, kann der Arzt Gewebeveränderungen feststellen und sehen, welches Organ am meisten angegriffen ist. Man spricht dann von einer Krankheit der Lungen, der Leber, der Mandeln, der Blase usw. Indessen haben all diese Krankheiten ihre primäre Ursache nicht in sich selbst; sie fallen nicht vom Himmel auf den Kranken herab. Diese Zustände werden vielmehr vom Organismus selbst hervorgebracht, durch die Disharmonie der Lebensenergie. Sicherlich gibt es äußere Faktoren, die eine Rolle bei den Gewebsveränderungen spielen, wie z. B. Mikroben, falsche Lebensweise usw.; jedoch können diese äußeren Faktoren sich nur unter der Voraussetzung einer primären Veränderung im menschlichen Körper auswirken, mit anderen Worten: wenn die Widerstandskraft verringert ist.

Diese V e r r i n g e r u n g d e r W i d e r s t a n d s k r a f t g e h t also der körperlichen Krankheit v o r a u s : s i e i s t i h r e e i g e n t l i c h e U r s a c h e.

Wir kommen nun zu dem Punkt, wo wir den Unterschied zwischen der Homöopathie und der offiziell an den Universitäten gelehrten Krankheitsauffassung begreifen können.

Der Schulmediziner sucht „die Krankheit" im physischen Organismus. Er untersucht alle Organe und wenn er solche mit Gewebsveränderungen gefunden hat, meint er: „Ich habe d i e Krankheit gefunden, welch wichtige Entdeckung!" Er sagt dem einen Kranken: „Ihre Leber ist angegriffen", dem anderen: „Ihre Niere ist krank" und einem dritten: „Ihre Mandeln sind infiziert, man muß sie entfernen", usw.

8

Seine Therapie ist eine logische Folge der oben beschriebenen Auffassung. Er versucht, auf das kranke Organ mit starken Drogen einzuwirken, um die eingedrungenen Bakterien zu zerstören, oder die Zellen, deren Vitalität unzureichend ist, zu reizen oder das kranke Organ nach Möglichkeit zu entfernen.

Aber in sehr vielen Fällen hat die Krankheit die Gewebe nicht angegriffen, sondern kommt nur in den Empfindungen und den Funktionen zum Ausdruck. Ein solcher Kranker kann sehr stark leiden, ohne daß die ärztliche Untersuchung irgendetwas entdeckt.

Der Kranke kann dann sehr wohl zur Beobachtung in eine Klinik gehen und sich allen möglichen Punktionen, Röntgenuntersuchungen, Stoffwechselprüfungen oder der Elektrokardiographie unterziehen; aber alle diese Untersuchungen bleiben ergebnislos aus dem einfachen Grunde, weil der Kranke kein körperliches Leiden hat, sondern weil seine Lebenszentren angegriffen sind; und kein Arzt kann und wird jemals die Quelle solcher Leiden mit Augen sehen können; so wie auch niemand jemals die Energie wird s e h e n können, die sich in dem Samen befindet, der einen Baum hervorbringt. Das sollte der Arzt nie vergessen.

Der Homöopath kann sich daher nicht der heutigen Auffassung anschließen, welche die Quelle der Krankheit in den Organen des physischen Körpers erblickt. Er glaubte das einstmals, als er sein Staatsexamen machte. Jedoch hat ihn die tägliche Beobachtung gezwungen, seine Meinung zu ändern. Er mußte sich vor allem sagen, daß jede Veränderung der Gewebe eine U r s a c h e haben muß. Besteht diese Ursache in den Bakterien, die angeblich in bestimmten Fällen die Krankheit hervorgerufen haben? Ja und nein. Gewiß, die Tuberkulose kann nicht ohne Bakterien entstehen; aber alle kommen täglich mit diesen Bakterien in Berührung und trotzdem fallen ihnen nur einige wenige Menschen zum Opfer, während andere ihnen widerstehen und nicht krank werden. Dasselbe gilt für beinahe alle Epidemien. Gewisse Individuen werden angesteckt, andere bleiben gesund, und zwar sind das die Widerstandsfähigen, diejenigen, die wirklich eine gute Gesundheit haben.

Für den Homöopathen sind der Kranke und seine Krankheit nicht zwei verschiedene Dinge, die einander überlagern. Sie machen vielmehr ein Ganzes aus. Der Kranke e r z e u g t seine Krankheit, weil seine Lebensenergie disharmonisch oder verringert ist. Gewisse äussere Faktoren spielen natürlich eine Rolle, aber immer nur eine zweitrangige. Wenn der Organismus gesundheitlich in guter Verfassung ist, wird er fast niemals krank, und wenn er auch einem schädlichen äußeren Einfluß nicht immer widerstehen kann, kämpft er kräftig gegen die Bakterieninvasion und trägt in wenigen Tagen den Sieg über seinen Feind davon und seine Gesundheit stellt sich ohne Hilfe wieder her.

Es ist klar, daß man dieses Spiel der Lebensenergien nicht durch Arzneimittel oder allerlei Gifte beeinflussen kann. Diese Energie ist viel zu subtil, um von solch groben Agenten gelenkt zu werden. Man kann ja auch die Elektrizität nicht mit Hammerschlägen auslöschen; Hammer und Elektrizität sind eben zwei Dinge, die grundverschiedenen Kategorien angehören.

Um wirklich zu heilen, muß man schon in der Lage sein, sich an diese vitale Energie, die den menschlichen Körper belebt und seine Funktionen regelt, heranzuwagen. HAHNEMANN, der Entdecker der Homöopathie, hat ein geniales Verfahren gefunden, das e n e r g e - t i s c h e Mittel herzustellen erlaubt, in denen die Ursubstanz (die Droge) in eine verfeinerte Energie umgeformt ist, welche der Kategorie der Lebensenergie angenähert ist.

Mit Hilfe dieser Mittel kann eine disharmonisch gewordene Lebensharmonie im menschlichen Körper wieder ins Gleichgewicht gebracht werden, und unter dem Einfluß der HAHNEMANNschen Dynamisationen lenkt sie das Zell-Leben wieder harmonisch. Auf diese Weise werden die durch das gestörte Lebensgleichgewicht hervorgerufenen Schäden geheilt. Wir können hier nicht auf zu viele Einzelheiten eingehen, denn es ist ein sehr weites Gebiet. Nur soviel: die Wahl des homöopathischen Heilmittels erfolgt, indem man allen vom Kranken dargebotenen Symptomen Rechnung trägt und sich nicht lediglich auf ein einziges krankes Organ stützt, wie es die Schulmedizin gewöhnlich tut.

Für den homöopathischen Arzt sind alle Symptome, die der Kranke zeigt, z. B. Geistes-, Gemüts-, Sinnes-, Funktions- und Körperstörungen der äußere Ausdruck seiner Krankheit. Nur wenn der Arzt alle diese Symptome gemäß ihrem Wert einordnet und klassifiziert, wird er sich ein genaues Bild der Krankheit machen und die treffende Wahl des Heilmittels, das den Kranken endgültig heilen wird, vornehmen können.

Es ist eine allgemein bekannte Tatsache, daß die Auswahl der Arznei gemäß dem Ähnlichkeitsgesetz erfolgt, das von HAHNEMANN gefunden wurde.

Etwas Wichtiges muß hier festgehalten werden: Es ist für den Homöopathen nur von geringer Bedeutung, ob die Krankheit Gefühlssymptome oder Symptome des Sinneslebens oder funktionelle Symptome auslöst oder ob die Organe gestört sind, denn, ganz gleich wo sich die Krankheit festsetzt, das Gesetz der Ähnlichkeit ermöglicht es ihm, die Arznei generell auszuwählen und seinen Kranken zu heilen. Der homöopathische Arzt wird daher niemals einem Patienten, der über furchtbare Kopfschmerzen klagt, sagen: „Ich habe Sie gründlich untersucht und Sie können sicher sein, daß Sie ganz gesund sind." Nein, der Homöopath weiß aus Erfahrung, daß sehr viele Krankheiten auf höherer Ebene ablaufen und den

physischen Körper nicht erreichen. Er wird daher in diesen Fällen
das angezeigte Heilmittel nach demselben Prinzip aussuchen wie im
Falle der körperlichen Krankheiten.

Man glaubt gewöhnlich, die Homöopathie heile sehr langsam.
Nichts ist falscher als diese Annahme. Die Homöopathie heilt vielmehr g e m ä ß d e n G e s e t z e n d e r N a t u r. Eben diese Gesetze finden sich in der Krankheit wieder. Wenn letztere akut ist,
heißt das, daß der Organismus sich kräftig und mit Macht zur Wehr
setzt. In diesem Falle wirkt das homöopathische Heilmittel, dessen
Zweck die Unterstützung der Anstrengung des Organismus ist, fast
augenblicklich. Im Gegensatz dazu reagiert der Organismus bei den
chronischen Krankheiten nur sehr schwach, denn seine Vitalität ist
ernstlich geschwächt. Aus diesem Grunde zeitigen die chronischen
Krankheiten nur wenig oder überhaupt kein Fieber bzw. sonstige
kritische Symptome. Gerade darum, d. h. weil der Organismus keine
kräftigen Reaktionen produziert, heilen die chronischen Krankheiten
im allgemeinen nicht, sondern richten den Kranken langsam, aber
sicher zugrunde. Das homöopathische Mittel beeinflußt also die
Lebensenergie in der Richtung einer harmonischen Tätigkeit. Aber
da in einem solchen Fall die Reaktionen des Organismus langsam
sind, erfolgt auch die Heilung des Übels nur langsam. Unter diesen
Umständen kann man die Schuld nicht der Homöopathie zuschreiben.
Unser Organismus ist nun einmal so beschaffen und die Dauer der
Heilung hängt von den Gesetzen ab, die den Körper regieren.

Man muß immer zwischen einer wirklichen und einer scheinbaren
Heilung unterscheiden. Wenn der Kranke an Schlaflosigkeit oder
chronischer Verstopfung leidet, gibt man ihm gewöhnlich ein Schlaf-
oder Abführmittel; man unterdrückt ganz einfach ein Symptom durch
ein solches Verfahren, d. h. man treibt Symptomen-Therapie. Hingegen
wird die Krankheit, die Ursache der Symptome, nicht beeinflußt.

Die allgemein, sogar in der offiziellen Medizin anerkannte Ansicht
ist, daß die Symptome gewissermaßen die Reaktionen des menschlichen Körpers darstellen, welcher versucht, das irgendwie gestörte
Gleichgewicht zu regulieren. Infolgedessen dürfte man niemals ein
Symptom mit Gewalt unterdrücken, da man dadurch ja die Gesun-
dungsreaktion verhindert, was dem Organismus sehr schädlich ist. Diese
Ansicht ist schon immer ein Hauptpunkt der Homöopathie gewesen.
Ein wahrer Homöopath wird niemals eine symptomatische Therapie
anwenden. Sein dynamisiertes Heilmittel hat den Zweck, das gestörte Lebensgleichgewicht, welches die Symptome des Kranken hervorbringt, zu heilen; erst wenn dieses gestörte Gleichgewicht geheilt
ist, werden alle Symptome verschwinden.

Aus diesem Grund wird der Homöopath keine Abführmittel geben,
sondern er wird die Ursache der Verstopfung heilen, indem er die
der Gesamtheit der Symptome entsprechende Arznei verschreibt. Er

wird die Schlaflosigkeit nicht durch Betäubung des Gehirns mit Schlafmitteln unterdrücken, sondern er wird das Mittel geben, das die vitalen Störungen, die die Ursache der Schlaflosigkeit sind, von Grund auf heilen kann. Er wird keine narkotisierenden Pulver geben, um die Kopfschmerzen vorübergehend zu unterdrücken, sondern er wird die Ursache des Übels heilen durch ein homöopathisches Mittel, das durch die vitale Struktur des Kranken angezeigt erscheint. Er wird kein Fieber durch Antipyretica unterdrücken und damit die Kraft der Reaktion des Organismus paralysieren, sondern er wird das vitale Gleichgewicht wiederherstellen. Das Fieber wird auf diese Weise verschwinden.

Die Homöopathie ist daher eine k a u s a l e Therapie, eine Therapie der Person. Sie hat weder die Unterdrückung irgendeines Symptoms, noch die Vernichtung von Bakterien zum Ziel. Ihre Aufgabe ist es, alle Funktionen des menschlichen Körpers zu harmonisieren, damit dieser seine vitalen Aufgaben erfüllen kann. Erst dann wird er widerstandsfähig werden und sich mit Erfolg gegen alle schädlichen äußeren Faktoren, die ihn bedrohen, verteidigen können. N u r u n t e r d i e s e r B e d i n g u n g i s t e i n M e n s c h w i r k l i c h g a n z g e s u n d.

D i e s e G e s a m t g e s u n d h e i t s t r e b t d i e H o m ö o p a - t h i e a n , i n d e m s i e v ö l l i g a u f d i e a u g e n b l i c k l i c h e n E f f e k t e v e r z i c h t e t , d i e h ä u f i g d e m K r a n k e n i m e r s t e n M o m e n t H o f f n u n g g e b e n , d i e i h n a b e r a u f l a n g e S i c h t r e g e l m ä ß i g e n t t ä u s c h e n.

II.

Verhalten, Benehmen und geistige Einstellung des Kranken, der gründlich und ohne Zeitverlust durch die Homöopathie geheilt werden will

Heutzutage hat der Kranke häufig Gelegenheit, gewisse Veröffentlichungen zu lesen, die sich auf die oder jene Krankheit beziehen. Meistens möchte er wissen, an welchem Übel er leidet. Er stellt uns häufig Fragen über die Ursachen seiner Krankheit.

Diese Fragen berühren unglücklicherweise nicht den Grund des Problems, denn der Kranke stellt sie, indem er von einer falschen Auffassung seiner Krankheit ausgeht. Ich habe die Gewohnheit, meinen Patienten zu antworten: „Können Sie mir jemand zeigen, der erklären kann, wie die Vereinigung des Samenfadens mit dem Ei zur Bildung eines menschlichen lebenden Organismus mit all seinen Organen, seinen Gefühlen, seinen Empfindungen und seiner Intelligenz führt?" Mein Fragesteller wird immer verneinend antworten. Darauf sage ich ihm dann abschließend, daß „nachdem niemand das Phänomen der Bildung eines gesunden Menschen erklären kann, es noch weniger möglich ist, die Bildung eines mangelhaften, d. h.: eines kranken Menschen zu erklären."

Jede Krankheitsgeschichte beginnt mit der Entstehung eines in seinem Gleichgewicht gestörten Zustandes. Die Krankheiten — wir wissen es schon — sind nichts anderes als der Ausdruck dieses angeborenen oder erblichen gestörten Gleichgewichts, welches durch zahlreiche, zufällige, äußerliche, krankmachende Faktoren zum Ausdruck kommt.

Es ist daher praktisch unmöglich, „die Krankheit" zu erklären, deren Ursachen man im allgemeinen überhaupt nicht kennt.

Was nun das k r a n k e O r g a n anbelangt, habe ich niemals einen Patienten gefunden, bei dem nur ein einziges angegriffen war. Der Mensch ist immer in seiner Gesamtheit krank. Die Gewebsveränderungen, das Hauptobjekt, für das sich der Schulmediziner interessiert, sind das Resultat von erblichen vitalen Störungen. Um den Kranken wirklich zu heilen, muß man ihn daher wie ein mangelhaftes Ganzes behandeln. Hierfür dürfte es notwendig sein, die innere Struktur des Patienten zu kennen, die bei der Fragestellung des erfahrenen Homöopathen in der G e s a m t h e i t der krankhaften Symptome zu Tage tritt. Wenn erst einmal das Gleichgewicht der biologischen Struktur des Kranken wiederhergestellt ist, kehrt auch die Gesundheit zurück.

Um die Aufgabe des Arztes zu erleichtern, ist es unerläßlich, daß er in erster Linie alle Symptome kennt. Niemand anders als der Kranke kann sie ihm mitteilen. Der Kranke soll keine andere Sorge haben, als peinlich genau alles zu beobachten, was ihm an seinem körperlichen oder geistigen Zustand anomal erscheint, und es dann seinem Arzt mitzuteilen. Jede Heilung beginnt mit dieser genauen Selbstbeobachtung des Kranken. Aber wie soll sie durchgeführt werden?

A. Die Beobachtung des Kranken

Diese Beobachtung muß Symptome verschiedener Ebenen berücksichtigen, d. h. psychische, das Sinnesleben betreffende, funktionelle und gewebliche.

Der Kranke ist das „Produkt" seiner Eltern; bestimmte Krankheitsneigungen der letzteren sind von großer Bedeutung. Es ist daher wichtig, sie dem Arzt mitzuteilen; sie können sich auf ihren Charakter, ihre gesundheitlichen Störungen, ihre Statur usw. beziehen.

Die ersten Störungen des biologischen Gleichgewichts kommen häufig in bestimmter Form schon in der ersten Jugend zum Ausdruck. Später werden die angeborenen Neigungen häufig durch äußere Faktoren abgewandelt und sind dann viel schwieriger aufzudecken. Der Kranke hat die Aufgabe, sich bei seinen Eltern so oft wie möglich zu informieren, um genaue Angaben über seine frühe Kindheit zu erhalten. Am wichtigsten sind solche, die sich auf seinen Körperbau beziehen; z. B. ob er mager oder korpulent war; ob er die Nahrung gut vertrug, insbesondere Muttermilch oder Kuhmilch; ob er häufig schwitzte und wo; ob er manchmal kleinere gutartige Krankheiten hatte und welche (Erkältungen, Halsentzündungen, Ekzeme usw.). Später spielt schon das Psychische eine Rolle. Der Arzt muß wissen, ob das Kind normal war oder ob es im Gegenteil anomale psychische Neigungen hatte, z. B. überschäumende Wildheit, Widerspruchsgeist, Furcht vor Berührung usw., ob es kein Spielverderber war, ob es eifersüchtig, furchtsam, gewissenhaft, nachlässig, arrogant, angreiferisch war. Man findet z. B. schmutzige, unordentliche Kinder, die sich weigern, sich waschen zu lassen, und andere, die im Gegenteil allzu kleinlich bezüglich ihrer Kleidung oder ihrer persönlichen Sauberkeit sind. Alle diese Beobachtungen und Anomalien müssen sorgfältig notiert werden.

Wenn diese Arbeit erledigt ist, befaßt man sich mit dem augenblicklichen Zustand des Kranken und wird am besten mit dem Seelischen beginnen.

1. Seelenzustand

Die angeborenen seelischen Neigungen und die Reaktionen auf dieser Ebene sind die Faktoren, die die Persönlichkeit bestimmen. Welche Krankheit auch vorliegt, die psychischen Eigenschaften sind immer die wichtigsten Symptome für die Heilung des Kranken. Letzterer wird die Aufgabe haben, sich Rechenschaft über den eigenen Grundcharakter abzulegen, z. B. ob er fröhlich oder melancholisch, zart oder heftig ist oder bei entsprechendem Anlaß beides sein kann. Andere Charakterzüge, die aufgeklärt werden müssen, sind die folgenden: Ungestüm, Sentimentalität, Empfindlichkeit, Reizbarkeit, Widerspruchsgeist, Beständigkeit oder Unbeständigkeit in den Neigungen, Gleichgültigkeit oder im Gegenteil anhänglicher Charakter; Liebenswürdigkeit oder mürrischer Charakter, Sauberkeit, Kleinlichkeit, Unordentlichkeit oder Unsauberkeit etc. Man trifft eigenwillige Leute, egozentrische bzw. tyrannische und andererseits verständige, anpassungsfähige, selbstlose, friedliche. Von anderen Charakterzügen sind noch anzuführen: Aufgeregtheit, Neigung schnell erschreckt zu sein, eilig, von Geschäften getrieben, immer in Hast, emphatisch, durch jede neue Sache begeistert, beeindruckbar, geschwätzig; oder im Gegenteil: ruhig, gemäßigt, jovial, schweigsam. Es gibt ausdauernde und beständige Wesen; andererseits wechselnde, schnell vom ersten Elan ablassende, Feiglinge, Quängler, Eigensinnige, Schmoller usw.

Man denke über den jeweiligen Fall nach und man wird sehen, ob eine dieser Eigenschaften besonders ausgeprägt ist, ob andere vorhanden sind (oben angeführte oder sonstige) und bis zu welchem Grad sie sich bemerkbar machen.

Machen wir immerhin eine Einschränkung. Der Leser wird begreifen, daß ein Kranker, der auch das geringste an seinem Organismus festgestellte Symptom notieren soll, eine Liste von unvermeidlicher Länge aufstellen wird. Der behandelnde Arzt würde Stunden brauchen, um die Symptome zu prüfen und einzuordnen. Das ist in der Tat ein großer Nachteil und ein Verlust wertvoller Zeit. Daher ist es notwendig, dem Kranken anzugeben, welches die wichtigsten Symptome sind, welche den anderen nachstehen und welche weniger wichtig sind.

Grundsätzlich hat ein Symptom umsomehr Wert, je anomaler, sonderbärer und seltener es ist und je eigentümlicher es die Individualität des Kranken charakterisiert. Wenn letzterer uns zwei oder sogar nur eines dieser besonders wertvollen Symptome angibt, ist das mehr wert als ein Dutzend anderer von mittelmäßiger Bedeutung. Infolgedessen soll sich der Kranke bei jedem Symptom die Frage stellen, ob es anomal, charakteristisch oder seltsam ist, und wenn das der Fall ist, soll er es in seinen Aufzeichnungen unterstreichen.

Z. B.: Jovialität ist an sich in keiner Weise anomal und hat keine große Bedeutung. Wird jedoch ein sonst ständig sehr reizbarer Mann im Laufe einer Reise auffallend jovial, so bekommt das Symptom eine hochwertige Bedeutung. Es charakterisiert die innere Verfassung des Kranken. Wenn jemand morgens fröhlich und abends nach einem mühsamen Tag und geschäftlichem Ärger gereizt ist, so ist das nicht anomal. Aber wenn derselbe Mensch nach einem arbeitsreichen Tag fröhlich und nach einem tiefen, festen Schlaf besonders reizbar ist, bekommt das Symptom einen ganz anderen Wert. Denn es ist normal, daß ein Mensch nach einem erfrischenden Schlaf fröhlich ist, hingegen reizbar nach einer beachtlichen Ermüdung.

Wenn man den Charakter bestimmt hat, versucht man herauszufinden, ob wirkliche Störungen des Seelenlebens vorhanden sind, z. B. Ängste (Angst verfolgt zu werden, Angst vor Feinden, vor einem drohenden Unheil, vor Vermögensverlust, vor der Zukunft usw.), Halluzinationen (Stimmenhören, Willensspaltung, das Gefühl von der Welt isoliert zu sein, Vision eines fremden Gesichts im Spiegel, Eindruck einer Unermeßlichkeit von Raum oder Zeit, Persönlichkeitsverdoppelung, Trennung vom Körper, ferner Empfindungen wie in einem Traum zu leben, etwas Lebendiges im Leib zu haben, aus Holz oder zerbrechlichem Glas zu sein, oder das Gefühl eines eingeschlagenen Nagels, vom Knochen gelösten Fleisches usw.) und dergleichen mehr.

Wenn man diesen Punkt geprüft hat, beobachtet man, wie der Kranke auf äußere Einflüsse reagiert. Es gibt Menschen, die mit Tränen reagieren, andere reagieren durch Schmollen, andere ärgern sich, andere wieder geraten in Zorn. Manche ziehen sich in ihr Zimmer zurück, um zu weinen, usw. Man muß sich daher immer bemühen, den Grund oder die veranlassenden Ursachen dieser oder jener Reaktion zu ergründen und gleichzeitig die Natur der Reaktion an sich.

Je unbedeutender die Ursache einer Reaktion ist, umso beachtlicher ist das Symptom. Zum Beispiel: Jemand, der beim Verlust eines Freundes weint, ist durchaus normal. Im Gegensatz dazu zeigt ein junges Mädchen, das den ganzen Tag weint, weil sein Bräutigam ihm nicht zulächelte, wie es das erwartete, damit ein de facto wichtiges Symptom, da ja die Ursache geringfügig war. Auf diese Weise muß man alle Reaktionen studieren, die durch die Gesellschaft, den Kontakt mit den Familienmitgliedern, in der Schule, während der Arbeit, bei Vorhaltungen, bei Ungelegenheiten aller Art, bei freudigen Ereignissen usw. hervorgerufen werden. Der Nachdruck muß auf die jeweilige psychische Reaktion gelegt werden und nicht auf die Ursache, denn letztere kündigt sich anders und unter anderen Modalitäten an, wie wir gleich sehen werden.

An dritter Stelle untersucht man alle angeborenen Neigungen

einer Person, d. h. ihre triebhaften Strebungen. Wir können hier den Hang aufzeigen, sich hervorzutun, Reden zu halten, sich elegant zu kleiden oder im Négligé spazieren zu gehen bzw. völlig entblößt usw. Ferner das Bedürfnis mäßiger oder ausgiebiger Körperbewegungen, Liebe oder Abneigung hinsichtlich des Berufes, Abwechslungsbedürfnis, sodann die Neigung, in der Monotonie des täglichen Lebens zu bleiben, früh oder spät ins Bett zu gehen bzw. aufzustehen, das Streben nach Geselligkeit oder nach Einsamkeit. Es gibt sogar Menschen, die zwar Geselligkeit an sich lieben, denen sie aber nicht gut bekommt, während die Einsamkeit ihnen wohltut. Man findet auch Leute mit dem unwiderstehlichen Drang, zu schwören, Püffe auszuteilen, Dinge zu zerreißen, zu tanzen, zu lästern, zu lügen, alle möglichen erfundenen Geschichten zu erzählen, Geld auszugeben, die anderen zu täuschen usw. usw.

Psychische Verschiebungen: Gewisse Kranke haben kein beständiges Seelenleben, sondern zeigen Verschiebungen von zwei mehr oder weniger entgegengesetzten Seelenzuständen, z. B. von Ängstlichkeit und Gleichgültigkeit, von Ängstlichkeit und Zorn, von Gereiztheit und überschäumender Fröhlichkeit, von Arbeitsscheu und übermäßiger Geschäftigkeit usw., dergestalt daß ein Zustand während einer gewissen Periode vorherrscht und später vom entgegengesetzten Zustand abgelöst wird. Diese Verschiebungen sind von größter Wichtigkeit.

Bestimmte Patienten weisen gleichermaßen Verschiebungen zwischen psychischen und physischen Störungen auf. Solange sie z. B. sehr traurig oder reizbar sind, fühlen sie sich körperlich sehr gut, während einige Zeit später, wenn die psychischen Störungen aufhören, als Ausgleichserscheinung physische Störungen erscheinen, u. a. von Seiten der Genitalorgane, des Magens oder unter der Form von Rheumatismus, Ekzemen usw.

Endlich gibt es auch Fälle, wo gewisse psychische Störungen immer von physischen Störungen begleitet sind. Zum Beispiel: Überschäumende Fröhlichkeit mit dem Begleitsymptom Kopfschmerzen, ein Anfall von verrücktem Lachen begleitet von Hautjucken, hochgradige Traurigkeit mit gleichzeitigem Asthma usw.

Man muß sich bemühen, in dieser Weise alle psychischen Eigenheiten, sowohl der frühesten Kindheit, des Schulalters und der Pubertät als auch der Gegenwart, festzustellen, indem man speziell die seit Beginn der jeweiligen Krankheit eingetretenen Veränderungen in Betracht zieht. Da der Kranke sich nicht immer seiner psychischen Reaktionen bewußt ist, wird man sich zweckmäßigerweise bei den Familienangehörigen erkundigen und sich bei der ersten Konsultation von jemand helfen lassen, der über diese Fragen Bescheid weiß.

2. Empfindungen

Die Empfindungen sind gleichfalls Symptome von größter Wichtigkeit, denn sie zeigen uns die Reaktionen des Organismus auf die biologische Gleichgewichtsstörung in der Sinnesebene. Hierher gehören vor allem Schmerzempfindungen aller Art, jedoch genügt es nicht, zu sagen: „Ich habe hier oder dort Schmerzen". Man muß vielmehr alle empfindungsmäßigen Charakteristika in präziser und vollständiger Art definieren.

Der Kranke soll also den Ort seiner Schmerzen, ihre Art, ihre Ausdehnung und die Modalitäten ihres Auftretens bzw. Verschwindens genau angeben. Kurz, für jedes Symptom muß man genau bestimmen: W o , w i e u n d w a n n .

Der Kranke soll aufschreiben, ob er einen Schmerz verspürt z. B. an der Stirne, am linken oder rechten Auge, in den Augen, an den Ohren, am Scheitel, an den Schläfen, am Hinterhaupt, im Nacken, an der Brust- oder Lendenwirbelsäule usw. Dann muß er genau angeben, ob dieser Schmerz immer an derselben Stelle auftritt oder ob er den Platz wechselt.

Danach wird man den Charakter der Schmerzen bestimmen. Es gibt dumpfe, heftige, krampfartige, stechende, schneidende, prickelnde, schießende, blitzartige, brennende, drückende, spannende, lanzinierende Schmerzen, solche die rasch abklingen, Schmerzen wie ein elektrischer Schock, als ob das Organ bersten oder sich verwringen wolle. Es gibt anfallsweise Schmerzen, Koliken, ausgedehnte oder auf einen sehr kleinen Raum lokalisierte Schmerzen.

Wenn man den Charakter der Schmerzen genau bestimmt hat, wird man sich bemühen, ihre Richtung anzugeben, z. B. von oben nach unten oder umgekehrt, von außen nach innen oder umgekehrt, um den Körper herum, von links nach rechts bzw. in umgekehrter Richtung. Gewisse Schmerzen ziehen vom Bauch zum Rücken (von vorn nach hinten) oder in umgekehrtem Sinne. Man muß hierbei die Richtung der Schmerzen angeben und den genauen Ort, wo sie entstehen und aufhören. Ein Schulterschmerz kann sich z. B. bis zum Arm ausdehnen, bis zum Ellbogen, zum Vorderarm, zum Handgelenk, bis zur Hand oder bis zu den Fingern. In jedem dieser Fälle ist ein anderes Heilmittel angezeigt.

Endlich wird man versuchen, die Umstände, welche die Krankheit ausgelöst haben, zu bestimmen. Man nennt das die Modalitäten, worauf wir am Ende dieses Abschnitts noch näher eingehen werden.

Außer den Schmerzen begegnet man noch anderen Empfindungen, z. B. Kältegefühl, Eiseskälte, Wärme, Brennen, Hitzewellen, Einschlafen der Glieder, Kribbeln, vollständigem Verlust des Empfindungsvermögens usw. Manchmal können die Empfindungen besser indirekt ausgedrückt werden, indem man die Redewendung „als ob . . ." gebraucht, z. B. . . . . als ob man Wasser auf die Lenden tröpfele;

als ob das Herz an einem Faden hinge, als ob es mit einem Eierstock durch einen Faden verbunden wäre, als ob es stillstehen wolle; als ob ein Organ zur Seite geschoben oder zu groß bzw. zu klein sei, als ob es hin- und herschwanke usw. usw. Außerdem gibt man noch an W O , W I E und W A N N . Es gibt natürlich noch eine Menge anderer Empfindungen, die man beobachten und möglichst genau bestimmen muß.

3. Funktionen

Die dritte Ebene, auf der ein krankhafter Zustand oder ein gestörtes Lebensgleichgewicht zum Ausdruck kommen kann, ist die Funktionsebene. Es gilt hier die Funktionen aller Organe zu studieren. Manche von ihnen können nur durch den Arzt mittels medizinischer Untersuchungsmethoden geprüft werden. Andere hingegen sind vom Kranken selbst leicht zu beobachten, oft sogar besser als vom Spezialisten.

Wir wissen, daß zahlreiche Organe Ausflüsse absondern, wenn der Organismus krank ist, z. B. die Nase, die Ohren, die Augen, die Schleimhäute von Mund und Rachen, die Bronchien, der Magen, der Mastdarm, die Vagina, die Gebärmutter, die Blase usw. Genau genommen sind diese Ausflüsse immer eine gesunde Reaktion des Organismus, der hierdurch versucht, gewisse durch die biologische Gleichgewichtsstörung in ihm erzeugte Toxine auszustoßen. Man darf daher diese Ausflüsse niemals unterdrücken, denn dann würde man die Vergiftung des Organismus verschlimmern mit dem Endeffekt einer Vermehrung des Ausflusses oder einer Entstehung anderer Störungen, die dann im allgemeinen schlimmer sind als die erste. Man muß daher vor allem S I C H , d. h. den ganzen Menschen heilen, die Ausflüsse hören dann von selbst auf.

Man soll auch so genau wie möglich die Charakteristika der Ausflüsse angeben, z. B. ob sie reichlich sind oder nicht; ob sie ein Organ verstopfen oder es in seinen Funktionen stören usw. Sodann wird man ihre Art notieren: wäßrig, schleimig, klebrig, fadenziehend, blutig, rahmig, schaumig, wie gekochte Stärke, mit Blutstreifen, gelbgefärbt, orange, grünlich, gelblich, dunkelbraun usw. Es ist ebenfalls wichtig, ob diese Ausscheidungen festkleben oder sich leicht lösen, ob sie reizen oder nicht usw. Endlich muß man noch die begleitenden Störungen angeben: Herzklopfen, Kopfschmerzen, schlechter Allgemeinzustand oder manchmal Verbesserung desselben. Schließlich wird man auch die Modalitäten dieser Ausflüsse genau angeben.

Ferner muß man auch die anderen Funktionen der Organe studieren, z. B. die Funktion der Augen und eventuelle Anomalien. Es genügt jedenfalls nicht, einfach zu sagen, die Sehkraft sei nicht gut, oder ähnliche Allgemeinheiten. Es ist unbedingt notwendig, genau zu bestimmen, was man spürt. Gewisse Menschen haben Schmerzen, wenn sie lesen oder Feinarbeiten ausführen; andere sehen bizarre Figuren, andere sehen bestimmte Farben nicht; andere wieder sehen nicht die linke oder rechte Seite eines Gegenstandes, oder sehen ihn kleiner bzw. größer als er in Wirklichkeit ist. Gewisse Kranke sehen die Gegenstände in einer bestimmten Farbe oder mit einem Hof umgeben usw. So wird man alle Funktionen der Organe studieren: Ohren, Nase, Zunge, Magen, Lungen, Herz, Därme, Blase usw. Unter anderem muß auch die weibliche Regel ernstlich beachtet werden. Man wird notieren, ob sie zu reichlich ist, zu schwach, schmerzhaft, zu lang, zu kurz, unregelmäßig, vorzeitig oder verspätet, sodann ihre Färbung und das eventuelle Vorhandensein von Blutgerinnseln. Auch hier soll man wieder genau angeben w o , w i e u n d w a n n .

H a u t a u s d ü n s t u n g e n haben ebenfalls eine bestimmte Bedeutung. Man notiere ihr Ausmaß, ihre Lokalisierung, ihre Farbe, ihren Geruch und das Wie und Wann.

F i e b e r . Wir müssen wissen, wie das Fieber aufgetreten ist (plötzlich oder langsam), ob es hoch oder mäßig ist, wie es sich entwickelt, wie sich der Kranke während des Anfalles fühlt (Siedehitze, Kälte, Appetitlosigkeit, Reizbarkeit), durch welche Symptome das Fieber begleitet ist (Frösteln, Durst oder kein Durst, Schwitzen, schneller oder langsamer Puls, Diarrhoe usw.).

4. Störungen durch pathologisch-anatomische Veränderungen

Es handelt sich hier um Gewebeveränderungen, d. h. Veränderungen am oder im Organ durch das gestörte Lebensgleichgewicht. Das sind die Symptome, die hauptsächlich oder ausschließlich den Schulmediziner interessieren, denn je nach dem Charakter dieser Veränderungen benennt er den krankhaften Zustand. In Wirklichkeit sind auch das n u r S y m p t o m e , und zwar jene, die erst zuletzt auftreten. Aber trotzdem haben sie ein gewisses Interesse auch für den Homöopathen, der wissen möchte, wie sich die Gewebsveränderungen im Laufe der Behandlung entwickeln, ob sie verschwinden oder sich verändern und wie. In gewissen Fällen ist diese pathologisch-anatomische Diagnostik in der Tat sehr wichtig, weil nämlich fortgeschrittene Veränderungen eine unmittelbare Gefahr für das Leben des Kranken darstellen können. Der Homöopath muß manchmal in solchen Fällen dringliche Maßnahmen ergreifen, um Komplikationen zu vermeiden. Man findet auch krankhafte Zustände, die durch die Homöopathie nicht beeinflußt werden können, und zwar weil der Organismus nicht mehr in der Lage ist, diese Veränderungen durch eigene Kraft rückgängig zu machen. Das ist z. B. der Fall bei Magen-Darm-Geschwüren vor dem Durchbruch, bei mechanischen Verschlüssen der Därme oder der Harnwege, bei bestimmten Steinen usw., also bei Hindernissen, die man meistens chirurgisch entfernen muß.

Ein gewissenhafter Homöopath wird daher eine ebenso genaue klinische Diagnostik wie der Schulmediziner ausüben. Er ist sich dabei jedoch der Tatsache bewußt, daß er sich fast n i e m a l s a u f G e w e b s v e r ä n d e r u n g e n s t ü t z e n k a n n , u m d a s k a u s a l e H e i l m i t t e l a u s z u w ä h l e n . Es handelt sich hier um eine Tatsache, die durch millionenfache Beobachtungen im Laufe einer 150jährigen Erfahrung bewiesen ist, eine Behauptung, die den Leser verwundern wird, besonders den Anhänger der offiziellen Schule. Es ist mir nicht möglich, hier auf besondere Einzelheiten einzugehen, sondern ich behalte mir deren Aufführung für eine spätere Arbeit vor. Heute beschränke ich mich auf das Beispiel der Gallensteine. Wenn man dieses klinische Symptom chirurgisch behebt, heilt man keineswegs die vitalen Störungen, die es hervorgerufen haben. Man entfernt nur deren Resultat. Die Krankheit als solche dauert im allgemeinen fort. Es bilden sich neue Steine oder andere Leberstörungen, weil ja das gestörte biologische Gleichgewicht durch die Entfernung der Steine nicht geheilt worden ist. Es gibt zahlreiche Ursachen für Störungen des Lebensgleichgewichts, die zugleich die Bildung von Steinen zur Folge haben können. Der Endzustand selbst gibt uns daher überhaupt keinen Aufschluß über die Natur der Störungen. Das tun vielmehr jene anderen Symptome, welche die Individualität des Kranken charakterisieren und die Erstursache des krankhaften Zustandes widerspiegeln. Nur der Homöopath, der sich auf diese charakteristischen Symptome stützt, findet das geeignete Heilmittel, das diese Erstursache zum Verschwinden bringen kann.

Das Organ, an dem der Kranke am besten die geweblichen Veränderungen feststellen kann, ist die Haut. Der Patient soll dem Arzt Kenntnis geben von allen Ausschlägen, Schrunden, Rissen, Tumoren, Ausschwitzungen, Warzen, Farbveränderungen, von besonderer Trockenheit, Feuchtigkeit oder Talgsekretion, von Venenerweiterungen, Geschwüren usw., die er in Gegenwart oder Vergangenheit auf seiner Haut beobachten konnte. Dasselbe gilt natürlich für die anderen Organe an der Oberfläche des Körpers, z. B. für Haare, Ohren, Nase, Gesicht, Mund, Fingernägel (Verdickung; brüchige, weiche, streifige, gefleckte, deformierte Nägel; ungewöhnlich schnelles Wachstum derselben usw.).

5. Neigungen und Instinkte des Kranken

Diese sind, im Gegensatz zu den klinischen Symptomen, von größter Wichtigkeit. Wenn man die Kranken über ihr Verlangen oder ihre Abneigungen gegenüber gewissen Gerichten befragt, antworten viele: „Ich esse vor allem Rohes". Wenn man sie näher befragt, erfährt man, daß nicht ihr Instinkt sie antreibt, solche Lebensmittel zu essen, sondern etwa der Einfluß eines Zeitungsartikels, der deren wohltuende Wirkung rühmte. Eine solche Gewohnheit gibt uns jedoch keinen Aufschluß über die Natur des Kranken. Was uns interessiert, sind seine natürlichen Instinkte. Er soll uns also sagen, ob er ein angeborenes Verlangen spürt, z. B. Zucker oder frisches bzw. geräuchertes Fleisch zu essen oder z. B. Essig, Milch, kalte oder warme Getränke in kleinerer oder größerer Menge zu trinken. Das gleiche gilt für Abneigungen gegen derartige Nahrungsmittel oder Getränke. Je genauer der Kranke in seinen Erklärungen ist, desto besser sind wir im Bilde.

Die sexuellen Funktionen sind gleichfalls wichtig (starkes sexuelles Bedürfnis, Abneigung gegen Beziehungen, Frigidität, sexuelle Schwäche oder Impotenz, verfrühte Ejaculation, Unempfindlichkeit usw.).

6. Die Seitenbeziehung

Bei bestimmten Kranken treten die Krankheiten nur oder vornehmlich auf der linken Seite auf, bei anderen auf der rechten Seite; oder sie wechseln auch die Seiten. Zum Beispiel: Ein Rheumatismus befällt zuerst die rechte Schulter, dann die linke, um schließlich wieder an die erste Stelle zurückzukehren. Bei anderen Kranken wiederum treten die Störungen gleichzeitig gekreuzt auf: die rechte Brust und der linke Eierstock etwa machen zur selben Zeit Beschwerden. Man findet diese Kreuzung auch in schräger bzw. verschränkter Richtung und so fort. Zum Beispiel: Der Rheumatismus ist in der rechten Schulter lokalisiert, dann wandert er zur linken Hüfte oder ins linke Knie, um sich später im linken Knöchel und endlich wieder in der rechten Schulter festzusetzen, usw.

7. Modalitäten

Der Kranke muß uns auch über das, was wir Modalitäten nennen, aufklären. Bekanntlich werden Allgemeinzustand und gewisse Symptome durch äußere Faktoren, Modalitäten genannt, verbessert oder verschlechtert. Es gibt eine große Menge davon. Wir wollen die wichtigsten anführen:

a) Verschlechterungen und Verbesserungen durch die Tageszeit*)

Jeder weiß, daß gewisse Personen sich besser oder schlechter fühlen z. B. am Morgen, oder gegen 10 Uhr, vor dem Mittagessen oder nachher, 3 Stunden nach den Mahlzeiten, zwischen 16 und 17 Uhr, nach dem Abendessen, am Abend, in der Nacht usw. Manchmal sind diese Modalitäten so genau, daß der Kranke jeden Tag genau zur selben Stunde Kopfschmerzen hat. Bei anderen beginnen die Beschwerden am Morgen, verschlimmern sich gegen Mittag und verringern sich gegen Abend. Es ist wahrscheinlich, daß ein gewisser Sonneneinfluß, für den der Kranke empfänglich ist, wirksam ist und die fragliche Verschlechterung hervorruft. Diese Empfindlichkeit bei bestimmten Kranken, die bei anderen fehlt, ist ein charakteristisches Symptom, das für die Diagnose sehr wertvoll ist.

Ein Verschlechterungsfaktor ist sehr klar bei *Lycopodium* bemerkbar, denn der entsprechende Kranke befindet sich stets schlechter zwischen 16 und 19 Uhr, oder bei *Arsenicum,* welches um 1 Uhr morgens seine Verschlechterung hat. Man trifft auch auf Verschlechterungen tagsüber oder nachts, in der Dämmerung, im Moment des Erwachens usw.

b) Verschlechterungen und Verbesserungen durch seelische Faktoren

Der seelische Zustand und gewisse Ereignisse beeinflussen das physische Wohlergehen, den Allgemeinzustand und sogar die krankhaften Symptome bei den meisten Menschen. (Ich hatte einmal einen Kranken, der bei jedem glücklichen Ereignis, welches bei ihm einen fröhlichen Zustand hervorrief, einen Asthmaanfall bekam. Ich habe diesen Kranken durch eine Hochpotenz von *Coffea* völlig geheilt, denn *Coffea* ist d a s Mittel, das eine Verschlechterung aller Symptome durch Freude hervorruft). Eine Verschlechterung der Symptome durch Freude ist natürlich bedeutsam, denn sie ist sonderbar und anomal, während eine Verschlechterung durch ein trauriges Ereignis mehr oder weniger normal ist. Wenn letztere indessen die Norm überschreitet oder sich auf körperliche Symptome ausdehnt, bekommt auch diese Modalität eine bemerkenswerte Bedeutung. Man muß daher alle psychischen Einflüsse und Seelenzustände, die regelmäßig Veränderungen im Zustand des Kranken hervorrufen, aufzeichnen. Zum Beispiel: Freude, Traurigkeit, Unwille, Zorn, Ärger, Verdruß, Liebeskummer, Liebesenttäuschung, Liebesversagung, Zuneigung oder Mangel an Zuneigung, Tadel, Vorwürfe, Tröstung, Erregungen aller Art, Widerwärtigkeiten, Widerspruch, Übereilung,

---

*) Man bedient sich gewöhnlich bestimmter vereinbarter Zeichen, um auf einfache und klare Art die jeweilige Modalität zu kennzeichnen. Der Kranke erleichtert die Aufgabe des Arztes, wenn er das System anwendet, welches wir systematisch in den Artikeln unserer Zeitschrift gebrauchen:

$<$ heißt Verschlechterung durch . . . . .

$>$ heißt Verbesserung durch . . . . .

$=$ heißt Ursache

Erklärung:

Kopfschmerzen $<$ Wärme heißt: Kopfschmerzen verschlechtert durch Wärme

Kopfschmerzen $>$ Wärme heißt: Kopfschmerzen verbessert durch Wärme

Wärme $=$ Kopfschmerzen heißt: Wärme verursacht Kopfschmerzen

Zwang usw. Man beobachte weiter, welche Wirkung dergleichen Einflüsse auf den Seelenzustand des Kranken haben: Ob er in Tränen ausbricht infolge einer Meinungsverschiedenheit oder ob er seinen Kummer stillschweigend trägt, indem er sich ganz verschließt; ob er vor Zorn platzt; ob er Wutanfälle hat, die ihn erleichtern, d. h. seinen Zustand bessern; ob er lange grollt oder ob er sofort vergißt; ob er bei der kleinsten Schwierigkeit oder Widerwärtigkeit zurückschreckt usw.

c) Verschlechterungen oder Verbesserungen durch die Nahrung

Manche Kranke befinden sich weniger gut nach den Mahlzeiten oder nach einer bestimmten Mahlzeit. Bisweilen kommt diese Verschlechterung eine oder zwei Stunden nach dem Essen, manchmal in nüchternem Zustand. Bei anderen ruft das Essen eine Verbesserung hervor usw. In anderen Fällen verursachen gewisse Nahrungsmittel Verschlechterungen oder Verbesserungen, z. B. Milch (Ekzeme bei Kindern), Kartoffeln, Säuren, Teigwaren, Brot, Eis, gewisse Fleischarten wie Schwein oder Kalb, Zwiebeln, Kaffee, Tee, Süßigkeiten usw.

d) Modalitäten, die vom Schlaf abhängen

Gewisse Kranke befinden sich nach dem Schlaf oder sofort nach dem Einschlafen schlecht. Andere sind erfrischt durch einen kurzen Schlaf, aber befinden sich schlechter, wenn er zu lange dauert.

e) Jahreszeitliche Verschlechterungen

Viele Menschen befinden sich weniger wohl im Frühling, im Sommer, im Herbst oder im Winter.

f) Modalitäten, die durch klimatische Einflüsse hervorgerufen werden

Sie sind auch sehr wichtig. Feuchte Witterung verschlimmert bestimmte Fälle, ebenso der Regen. Andere Personen spüren nur den Wechsel des Wetters; das Herannahen eines Gewitters oder sein Ablauf wirken ebenso. Wind, der Nordost, trockenes und klares Wetter, Kälte, Wärme, starke Temperaturschwankungen, Sonnenschein, feuchtes und kaltes Wetter usw. haben eine merkliche Wirkung auf bestimmte Kranke.

g) Modalitäten infolge der Tätigkeit des Kranken

Gewissen Kranken geht es durch ihre Beschäftigung schlechter, anderen besser. Angestrengte Tätigkeit verschlechtert oder verbessert bestimmte Fälle. Das versteht sich von selbst bei Betätigungen wie Bergsteigen, manueller Arbeit, geistiger Arbeit, Lesen, Stricken, Klavierspiel usw.

h) Modalitäten des Ortes

Manche Menschen erfahren eine Verschlimmerung ihres Zustands am Strand, am Ufer von Seen oder Flüssen; andere am Meer oder im Gebirge. Umgekehrt kommt auch eine Verbesserung gemäß dem Ort vor.

Es ist nicht immer leicht, sich von all diesen Modalitäten Rechenschaft abzulegen. Der Kranke muß sein Bestes tun, um alle Verschlechterungen oder Verbesserungen, denen er unterworfen ist, mitzuteilen. Nicht alle haben den gleichen Wert, wie wir später noch sehen werden.

B e g l e i t s y m p t o m e. - Bestimmte Symptome begleiten andere, z. B. werden bei gewissen Kranken Kopfschmerzen immer von Brechneigung begleitet, bei anderen Durchfälle von kaltem Schweiß, bei anderen wiederum Magenbeschwerden von Rheumatismus oder von Aphthen im Mund oder von Reizbarkeit usw.

W e c h s e l n d e S y m p t o m e. - Diese Rubrik ist noch wichtiger als die vorhergehende. Wir beobachten, daß gewisse krankhafte Äußerungen mit anderen abwechseln, z. B. Asthma mit Ekzem, Verdauungsstörungen mit rheumatischen Schmerzen, Hämorrhoiden mit Verdauungsstörungen, psychische Störungen mit physischen Störungen usw.

8. Ursächliche Zusammenhänge

Es kommt manchmal vor, daß man äußere Umstände entdeckt, die regelmäßig Störungen verursachen. Natürlich sind das nur zufällige Ursachen, aber sie sind häufig wichtig für die Bestimmung des Heilmittels. So haben gewisse Personen regelmäßig eine Gallenkrise nach Ärger; andere einen Schnupfen nach dem Haarschneiden; bei anderen wieder unterdrückt ein ständiger Kummer die Regel. Es gibt Fälle, wo die Unterdrückung eines Ekzems durch Salben wiederholte Bronchitiden oder Asthma verursacht. Manchmal machen sich bestimmte Störungen infolge eines Sturzes oder eines anderen Unfalls bemerkbar. Andere Ursachen, die gewisse Krankheiten auslösen können, sind zum Beispiel Säfteverluste (Hämorrhagien, sei es durch Unfall, sei es durch Krankheiten, wie zu reichliche Regel, Magenblutung, Nasenbluten, Hämorrhoiden, Krampfadern, usw.; Schwitzen aller Art, ob es nun natürlich oder künstlich ist, infolge von Schwitzbädern usw.; Eiterungen aller Art; Samenverluste; übermäßige Speichelbildung usw.). Mißbrauch sexueller Funktionen kann ebenfalls Störungen verursachen, zum Beispiel Masturbation oder im Gegensatz dazu völlige und langdauernde Enthaltsamkeit.

Häufig kann auch ein Schrecken die Ursache von Gesundheitsstörungen sein.

Der Kranke muß gewissenhaft überlegen, um angeben zu können, ob solche ätiologische Faktoren bestehen, die regelmäßig Störungen hervorrufen, oder ob es ein besonderes Ereignis in seinem Leben gegeben hat, als dessen Folge die Krankheit aufgetreten ist.

Wenn der Kranke diese Anzeichen mit Hilfe seiner Angehörigen so gewissenhaft wie möglich gesammelt hat, wird sich im allgemeinen eine ziemlich große Anzahl von Symptomen ergeben, die mehr oder weniger Wert für die Auswahl des Heilmittels haben. Aber welches sind nun die wichtigen Symptome?

Zunächst jene, die eine merkwürdige, seltsame, sonderbare Art haben, die also einen Kranken ganz besonders kennzeichnen und aus ihm ein völlig gesondertes Individuum machen. Der Kranke soll sich die Frage stellen, ob es sich um ein allgemeines, bei den meisten Menschen häufig auftretendes Symptom handelt oder aber um ein ganz persönliches. Zum Beispiel: Es ist mehr oder weniger normal, nach einem Tag intensiver Arbeit müde zu sein; es ist normal, daß man nach einem guten Schlaf ausgeruht ist. Ein Kranker, der nach einem guten Schlaf müder ist als nach seinem Arbeitstag, zeigt schon ein merkwürdiges, eigenartiges Symptom. Ein weiteres Beispiel: Der Rheumatismus verschlimmert sich im allgemeinen durch Regenwetter oder Kälte. Das ist nichts außergewöhnliches. Aber ein Patient, dessen rheumatischer Zustand sich bessert, wenn er sein krankes Glied in kaltes Wasser taucht, oder der eine Verschlechterung bei klarem, trockenen Wetter feststellt, muß diese besondere Modalität unterstreichen, denn sie ist von größter Wichtigkeit für seine außergewöhnliche Beschaffenheit. Man könnte ihm fast eine baldige Genesung auf Grund dieses merkwürdigen Symptoms versprechen, auch wenn er schon 20 Jahre daran gelitten hat. Es ist ferner normal, daß ein an Magenstörungen Leidender sich nach einem reichlichen Mahl schlechter fühlt. Wenn indessen eine solche Mahlzeit ihm Erleichterung oder Besserung bringt, handelt es sich um eine für die Wahl des Heilmittels spezifische, merkwürdige und wichtige Modalität.

Durch diese Ausführung hoffe ich, den Leser in die Lage versetzt zu haben, sich selbst beobachten und alle Symptome sorgfältig sammeln zu können, und zwar sowohl die psychischen, empfindungsmäßigen, funktionellen als auch die pathologisch-anatomischen, ferner jene Symptome, die regelmäßig einen krankhaften Zustand begleiten, und endlich die Symptomverschiebungen sowie die Modalitäten. Diese Arbeit, die vom Kranken anstelle vom Arzt, der hier nicht so genau urteilen kann, zu leisten ist, birgt den Schlüssel der Heilung, garantiert sie in den Fällen, wo sie überhaupt noch möglich ist, und vermindert die Behandlungsdauer ganz erheblich. Es liegt daher im Interesse jedes Patienten, sich gut zu beobachten, bevor er zum Arzt geht.

Man könnte einwenden, ein Kranker, der sich so peinlich genau beobachten muß, würde dadurch evtl. zum Neurastheniker werden. Im Gegenteil, - gerade M a n g e l an Beobachtung, falsche Deutung der Symptome, Lesen von Sensationsblättchen mit Berichten über Krebs oder Tuberkulose können einen neurasthenischen Zustand hervorrufen. Diese Artikel, mit welchen die Autoren den Leser häufig erschrecken, indem sie ihm empfehlen, zu beobachten, ob er nicht dieses oder jenes krebsverdächtige Symptom habe usw., und den Arzt beim geringsten Zweifel aufzusuchen, haben manchmal eine unselige Wirkung, denn in ihrer einseitigen Orientierung und ihrer Unerfahrenheit entdecken dann viele Leute bei sich unbedeutende Symptome, die sie fälschlicherweise als Symptome von schweren Krankheiten auslegen. Es ist also die falsche Deutung und nicht die Beobachtung, die sie neurasthenisch macht.

Die Beobachtung in der Homöopathie geht indessen ganz anders vor sich. Unser Patient trägt ganz sachlich seine Symptome ein, ohne sich die geringsten Gedanken über die klinische Diagnose zu machen. Der Kranke macht sich also keinerlei Sorge. Im Gegenteil, - unser Kranker wird im Wissen darum, daß die Symptome dem Arzt die Wahl des passenden Heilmittels ermöglichen werden, sich mit großem Vergnügen und mit Eifer an die E n t d e c k u n g a l l e r s e i - n e r S y m p t o m e machen. Mehr noch, Beobachtung und Mitteilung an den Arzt bewirken irgendwie eine Erlösung, da sie eine Art Beichte darstellen. Der Patient fühlt sich endlich erleichtert, wenn er einem an seinen Leiden teilnehmenden Arzt alles erklärt hat. Die Wirkung dieser Selbstbeobachtung ist im allgemeinen dem Wohlbefinden des Kranken zuträglich. Ich habe niemals das Gegenteil bemerkt.

Um dem Arzt die Orientierung in dieser großen Symptomensammlung zu erleichtern und um nichts zu vergessen, soll der Kranke nach einer bestimmten Methode vorgehen. Ich empfehle ein großes Blatt Papier zu nehmen und 4 Kolonnen zu machen. Der Patient soll in der ersten das Symptom in exakter Ausdrucksweise eintragen, indem er dessen Ort angibt. In der 2. Kolonne soll er die Art der Schmerzen, der Ausflüsse usw. eintragen, in der 3. die Richtung der Schmerzen, der Empfindungen usw. Die 4. soll er zunächst noch nicht ausfüllen. Er muß eine gewisse Ordnung in seinen Beobachtungen einhalten. Beginnend mit dem psychischen Zustand soll er zuerst alle einschlägigen Symptome aufschreiben. Dann kommen nacheinander die verschiedenen Körperteile und die Organe in der Reihenfolge: Kopf, Augen, Sehkraft, Ohren, Gehör, Nase, Gesicht, Mund, Zähne, Hals (innerer und äußerer), Magen, Bauch, Mastdarm, Rücken, Urogenitalorgane, Brustkorb, Herz, obere und untere Extremitäten, Modalitäten und eventuelle Ursachen.

Jeder Körperteil erfordert eine sehr genaue Aufmerksamkeit, um alle Symptome zu notieren. Danach soll der Kranke die für die Mehrheit der Symptome identischen Modalitäten angeben. Dann soll er überlegen, ob für bestimmte Symptome verschiedene Modalitäten vorhanden sind, und soll diese in der 4. Kolonne neben dem entsprechenden Symptom eintragen. Endlich bleibt noch eine wichtige Arbeit übrig, und zwar die Bestimmung der wichtigsten Symptome. Der Kranke soll sich alle durch den Kopf gehen lassen und angeben, ob diese oder jene merkwürdig oder außergewöhnlich sind. Er wird letztere s c h w a r z unterstreichen, während er jene, d i e g a n z b e s o n d e r s m e r k w ü r d i g, a u ß e r g e w ö h n l i c h u n d s e l t s a m sind, r o t unterstreicht.

Der Kranke könnte einwerfen, eine solche Arbeit erfordere viel Mühe und Zeit. Wir antworten: im Vergleich zur üblichen klinischen Untersuchung in unseren modernen Krankenhäusern mit Blutentnahmen, Spritzen, Röntgenuntersuchungen, Elektrokardiographie, Endoskopie, Insufflationen und anderen Eingriffen beanspruchen die in der Homöopathie notwendigen Beobachtungen viel weniger Zeit und Mühe. Auch sind sie weder schmerzhaft noch gefährlich, ja nicht einmal lästig.

Ein großer Philosoph empfahl den Menschen: „Vor allem lerne dich selbst erkennen." Er meinte damit, die geistige Entwicklung beruhe in erster Linie auf Selbsterkenntnis. Dasselbe gilt für die Gesundheit. Das homöopathische Prinzip erweist sich als wahr, da es mit dem Grundprinzip der Philosophie identisch ist.

Sind erst einmal die Beobachtungen durchgeführt, so ist damit das kranke Individuum in seiner Gesamtheit charakterisiert. Wir kennen sein Seelenleben, seine angeborenen Neigungen, seine Funktionen, seine Reaktionsweise und den Einfluß von kosmischen, klimatischen, sozialen und anderen Faktoren auf diese Individualität. Man kann ferner sagen, daß ein auf diese Weise charakterisiertes Individuum kein isoliertes Wesen darstellt, sondern eher einen wesentlichen Teil des Kosmos und daß sein Platz in der Gesellschaft und im Universum wohl bestimmt ist.

Wir wollen noch betonen, daß jedes menschliche Wesen absolut e i n m a l i g ist, denn es hat noch niemals zwei gleiche Individuen auf Erden gegeben, trotz der vielen vielen Milliarden Wesen, die schon erschaffen worden sind. Diese bestimmte Individualität ist der Boden, der die individuelle Krankheit hervorbringt. *)

Die Gesamtheit der Symptome bildet eine Art großes Gemälde, d a s g e t r e u e A b b i l d d e s k r a n k e n I n d i v i d u u m s. Die Symptome sind vergleichbar den Bäumen, den Häusern, den Wiesen, den Blumen, den Kirchtürmen, den Flüssen, den Bergen und den Hügeln einer Skizze, die eine Landschaft darstellt.

Diese verschiedenen Bestandteile haben keinen gleichen Wert für die Orientierung. Die allgemeinen Symptome des Krankheitsbildes entsprechen gleichsam den Bäumen, den Häusern und den Wiesen einer Landschaft. Sie ermöglichen uns keine Identiffkation der Landschaft. Hingegen sind die besonderen Symptome den Kirchtürmen und den Hügeln analog, mit deren Hilfe wir uns schon besser orientieren können. Darüber hinaus gleichen die seltenen und außergewöhnlichen Symptome den Bergen und Flüssen, die uns mit ziemlicher Sicherheit eine Identifikation gestatten. Ein Kranker, der solche Symptome hat und sie genau zu beschreiben vermag, kann oft augenblicklich durch ein einziges Mittel geheilt werden, wie wir bereits oben bemerkten.

Wir fassen zusammen: Die — wenn auch mühsame — Beobachtung, mit Sorgfalt, Objektivität und Genauigkeit ausgeführt, gibt dem Kranken die größte Chance einer schnellen und völligen Heilung.

B. Allgemeine Körpergesundheitspflege

Es ist klar, daß man, um wieder gesund zu werden, alles vermeiden wird, was dem menschlichen Körper Schaden zufügen könnte. Es gibt Mediziner und Laien, die Ernährungs- und Hygiene-Methoden erfunden haben zu dem Zweck, ihren Anhängern langes Leben und gute Gesundheit zu sichern. Diese Systeme sind jedoch häufig

---

*) Dieser Punkt zeigt uns deutlich den Hauptunterschied zwischen der offiziellen Aufassung und jener, zu der uns die homöopathische Praxis führt. Der Schulmediziner sucht grundsätzlich von der Individualität des Kranken abzusehen, indem er „die Krankheit" als eine unabhängige Größe betrachtet, der er einen Namen gibt, als ob sie eine eigene Existenz hätte. Die Praxis der Homöopathie zeigt indessen, daß verschiedene Kranke zwar ähnliche Krankheiten haben können, die aber — bei Überprüfung der Symptome — niemals identisch sind. Indem er durch Erfahrung immer tiefer in dieses Problem eindringt, wird sich der Homöopath klar, daß die Ähnlichkeit der sogenannten „Krankheiten" rein zufällig ist. Es ist das eigentlich nur eine Reaktionsweise des Organismus, aber viel wichtiger als diese ist die Individualität des Kranken. Um zu heilen, darf sich der Homöopath nicht an die der Krankheit eigentümlichen Symptome halten, sondern muß häufig diese pathognomonischen (die Krankheit charakterisierenden) Symptome erst abziehen, damit die individuellen Symptome klar hervortreten. Der wahre Homöopath wählt sein Heilmittel nach den letzteren und nicht nach den Symptomen, die der Krankheit eigentümlich sind. Deshalb kann der Homöopath den Krankheiten keine Namen geben. Er bezeichnet sie lediglich durch das ähnliche Heilmittel, das Simillimum. Zum Beispiel: Der Homöopath behandelt niemals einen Schnupfen — der eine dem anderen gleicht —, sondern vielmehr das Individuum, das den Schnupfen hat. Es gibt also *Pulsatilla*-Schnupfen, *Jod*-Schnupfen, einen *Nux vomica*-, *Brom*-, *Euphrasia*-, *Allium cepa*-Schnupfen usw. Ein Homöopath kann kein Heilmittel gegen eine Krankheit, die durch irgendeinen Namen bestimmt ist, geben, denn nur der Kranke ist wichtig, und die Heilung wird eintreten bei dem einen durch *Pulsatilla*, sofern ihm dieses Simillimum entspricht, bei dem anderen durch *Nux vomica*, falls dies das Mittel ist, das zu ihm paßt.

kompliziert und erfordern manchmal, daß sich ihre Anhänger fast ständig mit ihrer Nahrung und der sorgfältigen Pflege ihres Körpers beschäftigen. Es ist aber nicht gut, daß der Mensch dauernd an die eigene Person denkt. PLATO bereits hat gesagt „daß die beständige Sorge um die Gesundheit schon eine Art Krankheit darstellt." Man kann sagen, daß eine g e m i s c h t e N a h r u n g , d i e n a c h d e n P r i n z i p i e n d e r m o d e r n e n D i ä t e t i k z u s a m m e n g e - s t e l l t i s t u n d i n w e i t e m A u s m a ß e i n e A b w e c h s - l u n g g e m ä ß d e m p e r s ö n l i c h e n G e s c h m a c k e r l a u b t , i m a l l g e m e i n e n a l l e f ü r d e n m e n s c h l i c h e n O r g a - n i s m u s n o t w e n d i g e n E l e m e n t e e n t h ä l t , vorausge- setzt, daß die konsumierten Agrarprodukte auf gesundem und rich- tig gepflegtem Boden kultiviert worden sind.

Letztere Bedingung läßt heute häufig zu wünschen übrig. Gewöhn- lich wird der Dung dem Boden auf einseitige, willkürliche Weise einverleibt, was zwar eine reiche Ernte hervorbringt, aber auf Kosten der Qualität des Produktes geht, abgesehen von der Gefahr einer Erschöpfung des Bodens, die diese Düngung mit sich bringt. Die Behandlung der Gemüse und Obstbäume mit starken Giften, wie Arsenik, Bleiarsen, Phenol, Phosphor usw., kann überdies zu schwe- ren Unzuträglichkeiten führen, da man auf diese Weise den Boden, die Pflanzen, die Bäume und infolgedessen auch die Verbraucher dieser Produkte vergiftet. Die Ärzte konstatieren mehr und mehr die schlimmen Wirkungen dieser jetzt zur Mode gewordenen Verfahren. Zuerst waren es nur wenige Ärzte, besonders Naturärzte und Homöo- pathen, die das Publikum auf diese Gefahren aufmerksam machten, aber jetzt veröffentlichen die Fachzeitschriften ebenfalls Beobach- tungen, welche die schädlichen Wirkungen solcher Produkte hervor- heben, die von unserer einseitig orientierten Landwirtschaft in wach- sender Menge angewendet werden. *) Da aber diese Frage über den Rahmen unserer Arbeit hinausgeht, wollen wir uns dabei nicht län- ger aufhalten.

Man hat Spezialdiäten aufgestellt, mit denen man bestimmte Krankheiten angeblich heilen kann. Natürlich ist in verschiedenen Fällen eine Erhöhung oder eine Verminderung bestimmter Nahrungs- bestandteile notwendig. Zum Beispiel werden gewisse Nierenkrank- heiten günstig beeinflußt durch eine Verminderung des Eiweißes in der Nahrung, andere Nierenkrankheiten hingegen durch eine Ver- minderung der Salzzufuhr. Bei gewissen Magenerkrankungen wird man zweckmäßigerweise das Fett verringern, bei einigen Säuglings- krankheiten wirkt eine Verminderung der Milchmenge günstig.

Manche Kranke werden gesund, indem sie eine geeignete Diät einhalten. Jedoch handelt es sich hier immer um besondere Fälle,

---

*) Revue médical de Liège 1952, No. 11.

d. h. um Kranke, die sich ihre Krankheit durch grobe Ernährungsfehler oder durch Mißbrauch von Genußmitteln zugezogen haben, bzw. um solche, die nur leicht erkrankt waren; es bleibt dahingestellt, wie hoch der Prozentsatz dieser Fälle ist im Vergleich zu denen, die man durch Diät allein nicht heilen kann. Gewisse Ärzte, besonders Naturärzte, gehen soweit zu behaupten, die meisten Krankheiten, ja eigentlich a l l e , seien durch Kostfehler verursacht, unter anderem durch Fleischnahrung. Deshalb versuchen sie ausschließlich durch vegetarische Kostformen zu heilen.

Die Erfahrung zeigt jedoch deutlich, daß der weitaus überwiegende Teil der chronischen Kranken nicht durch Diät, ganz gleich welcher Zusammensetzung, geheilt werden kann. Die Theorien, die in der Ernährungsart die Hauptursache der Krankheiten erblicken, werden also durch die Erfahrung nicht bestätigt, zumal es zahlreiche Leute gibt, die sich ausgezeichnet befinden und lange leben, ohne sich im geringsten um ihre Ernährung zu kümmern, ja die sogar eine Nahrung zu sich nehmen, deren Zusammensetzung der von Naturärzten und anderen Lebensreformern angepriesenen völlig widerspricht. Ein Verwandter von mir verzehrte regelmäßig zum ersten Frühstück 3 Spiegeleier, mindestens 4 große, dick mit Butter bestrichene Schnitten nebst Marmelade, ein Stück Käse und mindestens 5 Tassen Kaffee. Bei den 2 Hauptmahlzeiten versorgte er sich mit 1 oder 2 Tellern Suppe, einer großen Menge Fleisch, Bratkartoffeln, Gemüse, Salat, begoß das Ganze mit einem halben Liter Wein und verzehrte danach noch reichlich Nachspeise, ein dickes Stück Käse, mehrere Schnitten Kuchen und 5 bis 10 Äpfel oder Birnen. Jede Mahlzeit beendete er mit einer großen Tasse Kaffee mit einem Kirsch. Er stand jeden Morgen um 5 Uhr auf und arbeitete bis 10 oder 11 Uhr abends, oft sogar auch am Sonntag, und ohne jemals Urlaub zu nehmen. Er hielt 89 Jahre durch und arbeitete bis zu seinem letzten Tag als Tierarzt im Gebirge, also unter schwierigen Verhältnissen.

Ich nehme somit an, daß ein gesunder Mensch fast alles Eßbare essen kann, sei es tierischen oder vegetabilen Ursprungs. Da jedoch Menschen der geschilderten Art heute sehr selten geworden sind, haben wir allen Grund, unseren Zeitgenossen lieber eine leichte Nahrung, vornehmlich vegetarischer Art, zu empfehlen. Eine solche Nahrung ist leichter verdaulich, ergibt weniger toxische Produkte und schont den Organismus. Infolgedessen geht es Menschen, die nicht ganz besonders widerstandsfähig sind, dabei besser und wahrscheinlich leben sie auf diese Weise auch länger.

Den Vorteil der vegetarischen Ernährung spürt man hauptsächlich bei Kindern. Man sollte daher diese Diät wenigstens im Kindesalter allgemein anwenden oder jedenfalls nur sehr wenig Fleisch geben und das noch aus einem anderen Grunde.

Die Zusammensetzung der Nahrung beeinflußt nämlich in gewissem Ausmaß auch den Charakter. Aus diesem Grunde verbieten bestimmte religiöse Orden den Genuß von Fleisch. Die hinduistischen Yogis zum Beispiel bestehen ganz besonders auf diesem Punkt und betonen grundsätzlich, daß ein Mensch, der Fleisch genießt, sich geistig nicht entwickeln könne.

Wir können auf dies umfassende Problem nicht tiefer eingehen, da unsere Aufgabe vor allem darin besteht, für den guten Erfolg einer Behandlung einen sicheren Grund zu legen. Wenn wir von diesem Gesichtspunkt ausgehen und den Bedingungen des heutigen zivilisierten Lebens Rechnung tragen, ist u. E. jede ausgesprochene Einseitigkeit für Leute, die hart arbeiten müssen, nicht ratsam. Diejenigen, die lieber Fleisch essen, können das meistens ohne Schaden tun, sofern es nicht im Übermaß geschieht, d. h. wenn sie nicht jeden Tag Fleisch essen, sondern nur 2 oder 3mal in der Woche, aber auf keinen Fall 2mal am Tage, wie es in gewissen Kreisen üblich ist.

Wenn auch u. E. die Bedeutung der Diätetik nicht überschätzt werden sollte, so geben wir gleichwohl zu, daß in gewissen Fällen eine ausgewählte Diät Heilwirkung haben kann. Der bekannte Dr. GERSON hat eine vegetarische, völlig salzlose Diät aufgestellt, mit welcher er einen hohen Prozentsatz schwerkranker Tuberkulöser heilen konnte, die bei den sonst üblichen Methoden unheilbar waren. Man sollte sich jedoch daran erinnern, daß eine andere Autorität, Professor CHARCOT, früher für dieselbe Krankheit einen Zusatz von Salz empfohlen hat, welches er in einer Menge von 7 bis 8 Gramm täglich der gewohnten Nahrung zufügte, und daß auch er therapeutische Erfolge verbuchen konnte. Die Resultate dieser beiden scheinbar so entgegengesetzten Methoden erklären sich durch die Tatsache, d a ß d i e I n d i v i d u e n s e h r v e r s c h i e d e n e A n l a g e n h a b e n. Was dem einen gut tut, kann dem anderen schaden. Man müßte wissen, in welchen Fällen ein Zusatz und in welchen die völlige Ausschaltung von Salz angezeigt ist. Der Homöopath kann das im voraus wissen, denn indem er sich auf die konstitutionellen Symptome stützt, wird er im allgemeinen ohne weiteres verstehen, daß der oder jener Mensch kein Salz verträgt. Er wird daraus jedoch ganz andere Rückschlüsse ziehen als GERSON und CHARCOT, und zwar deshalb: Ein durch salzlose Diät gebesserter Kranker leidet meistens an einer Stoffwechselstörung, die ihm die Assimilation von Salz unmöglich macht. Das Salz hat in diesem Fall eine toxische Wirkung. Statt dem Kranken eine an sich notwendige, aber für ihn schädliche Substanz zu entziehen, heilt der Homöopath die ungenügende Assimilationskraft, indem er das jeweils indizierte konstitutionelle Heilmittel verschreibt. Ist erst einmal die primäre Störung geheilt, so wird der Kranke gleich allen anderen Leuten Salz konsumieren können und wird sich dabei sogar besser fühlen als bei seiner eingeschränkten Diät.

Dasselbe gilt natürlich für alle anderen Nahrungsbestandteile, die schlecht vertragen werden. Die Schuld liegt nicht am einzelnen Nahrungselement, das nur eine zufällige Ursache der Störung ist, sondern an einer Mangelhaftigkeit des Organismus, die sich durch erhöhte Empfindlichkeit bezüglich gewisser Substanzen kundtut. Nicht deren Ausschaltung stellt daher die Gesundheit wieder her, vielmehr muß man sich auf die Wiederherstellung der Assimilationskraft einstellen. Während diätetische Maßnahmen ersterer Art nur ein Notbehelf sind, führen letztere, die zu den Hauptrichtlinien der Homöopathie gehören, zur endgültigen Heilung.

Der therapeutische Erfolg gewisser Diäten beruht übrigens häufig mehr auf der Ä n d e r u n g   d e r   b i s h e r i g e n   D i ä t   als auf der Diät als solcher. Diese Änderung erzeugt Reaktionen, die manchmal für den Kranken günstig sind. Infolgedessen erzielt man bei einem Kranken, der an starken Salzverbrauch gewöhnt war, häufig eine Besserung, indem man ihm zeitweise eine salzlose Diät verschreibt. Dasselbe gilt natürlich auch in umgekehrtem Sinn. Die gleiche Erfahrung trifft auch bezüglich des Genusses von Fleisch und Vegetabilien zu. Ein an Fleischnahrung gewöhnter Kranker wird sich bei Einschaltung einer vegetarischen Diät häufig besser fühlen und umgekehrt. Dieser brüske Wechsel beeinflußt die biologischen Reaktionen und löst Heilphänomene aus; er kann aber dem Kranken auch Schaden zufügen. Die Erfahrung bestätigt und beweist so ein weiteres wichtiges Prinzip der Homöopathie, das darin besteht zu i n d i v i d u a - l i s i e r e n . Keine ander Schule treibt die Individualisierung so weit wie die Homöopathie.

Die diätetische Behandlung ist immer ein wenig willkürlich. Sie ist keineswegs in allen Fällen spezifisch. Das beweist schon der häufige diesbezügliche Meinungswechsel im Laufe der Jahre. Bei vielen Krankheiten verschreibt man heute geradezu die entgegengesetzte Diät wie vor 20 Jahren. Der Diabetes z. B. wurde früher mit reiner Fleischdiät behandelt, unter Ausschluß von Vegetabilien und stärkehaltigen Gerichten, während man heute mit Vorliebe eine vegetarische Nahrung verschreibt. Man schiebt sogar Tage ein, an denen man eine f a s t   a u s s c h l i e ß l i c h   Stärke enthaltende Nahrung gibt.

Die Kranken stellen uns häufig die Frage: „Was soll ich essen?" Der Homöopath wird antworten, am allerwichtigsten sei, daß sich der Kranke gewissenhaft beobachtet, um zu erfahren, was er verträgt und was ihm schadet. Denn, wie ich im vorigen Kapitel auseinandergesetzt habe, die durch die Nahrung hervorgerufenen Besserungen oder Verschlechterungen geben uns wichtige Hinweise auf die biologische Struktur des Kranken und somit auf die Wahl der Heilmittel. Wenn erst einmal die Liste der für den Kranken zuträglichen bzw. schädlichen Gerichte aufgestellt ist, wird der Homöopath versuchen, das gestörte biologische Gleichgewicht des Patienten zu korrigieren, damit er in Zukunft eine normale Ernährung verträgt. Mit anderen Worten: der Homöopath wird versuchen, zu heilen und nicht lediglich palliativ, d. h. lindernd einzuwirken, wie es im allgemeinen bei einer Diätbehandlung der Fall ist. Sofern sich der Homöopath überhaupt mit Diätetik beschäftigt, wird er sich ganz einfach darauf beschränken, alles für jeden Menschen generell Schädliche auszuschalten, und wird im übrigen seinem Kranken raten, zunächst auf jene Gerichte zu verzichten, die er nicht verträgt, bis er wirklich geheilt ist. Deshalb wird der Homöopath seinem Patienten keine allzugroßen Verbote auferlegen, indem er immer von der Idee ausgeht, daß ein gesunder Mensch alles Eßbare auch essen kann und daß er, wenn er gewisse Nahrungsmittel nicht verträgt, eben nicht völlig gesund ist. In letzterem Falle ist es wichtiger, die Gesundheit wiederherzustellen als einen diätetischen Notbehelf zu versuchen.

Im Grunde können wir sagen, daß man sich bei einer vernünftig zusammengesetzten Ernährung, ganz gleich welcher Art, sehr gut befinden kann. Die meisten Menschen tun jedoch gut daran, eine gemischte oder vorwiegend vegetarische Nahrung zu sich zu nehmen. Es ist immerhin wichtig, jeden Tag eine gewisse Menge roher Nahrungsmittel zu essen, etwa zwei Früchte und einen kleinen Teller roher Gemüse, um sich mit einer genügenden Menge an Vitaminen zu versorgen. Man darf nicht glauben, man könne die durch Kochen zerstörten Vitamine künstlich ersetzen. Die künstlichen Vitamine sind zwar mit den natürlichen chemisch identisch, haben aber nicht die gleiche Wirkung auf den Organismus wie die letzteren. Das beruht unter anderem auf der Tatsache, daß die natürlichen Vitamine nur in unendlich kleinen Mengen in der Nahrung enthalten sind und infolgedessen auch nur in kleinsten Mengen aufgenommen werden. Die künstlichen Vitamine jedoch sind sehr konzentriert und unterscheiden sich daher wesentlich von natürlichen Produkten. Das Problem ist das gleiche wie bei der Düngung unserer Kulturböden. Man kann Gemüse und Früchte zu starkem Wachstum bringen, wenn man chemisch düngt. Die so gezüchteten Pflanzen sind jedoch von geringerer Qualität als die in jungfräulichem Boden gewachsenen oder mit natürlichem, biologischem Dünger behandelten.

Anders als auf dem Gebiet der Ernährung und ihrer gesundheitlichen Auswirkungen ist die Lage bei bestimmten, heute gewohnheitsmäßig konsumierten Genußgiften.

K a f f e e ist für die Funktionen des menschlichen Organismus schädlich; unter anderem erhöht er die Empfindlichkeit des Nervensystems und ruft alle möglichen Übel hervor: Schlaflosigkeit, Verstopfung,. Verdauungsstörungen und neuro - vegetative Störungen. Außerdem wirkt er entgegengesetzt wie viele homöopathische Mittel; darum — und besonders aus letzterem Grund — muß er strikte abgeschafft werden, vor allem als tägliches Getränk. Eine Tasse Kaffee von Zeit zu Zeit ist nicht schädlich, aber man sollte ihn nicht jeden Tag trinken. Als Ersatz kann man coffeinfreien Kaffee nehmen, der mit irgendeinem Surrogat versetzt ist, z. B. Malzkaffee, gerösteter Gerste, Zichorie usw. Solche mit Sorgfalt und Geschick zubereitete Mischungen haben ein sehr annehmbares Aroma und ersetzen den gewohnten Kaffee in durchaus vorteilhafter Weise.

A l k o h o l ist ein viel hinterlistigeres Gift als der Kaffee. Er bewirkt eine Degeneration von Leber, Nieren und Blutgefäßen, wenn man ihn übermäßig konsumiert. Am besten ist es natürlich, gar keinen zu trinken. Ein Glas guten Weines zu den Mahlzeiten ist immerhin nicht schädlich. Man sollte den Alkohol nur zu den Mahlzeiten trinken, aber niemals nüchtern, weil er dann viel stärker wirkt.

N i k o t i n gehört zu den stärksten Giften, die man kennt. Wenn man es in schwacher Dosis gebraucht, z. B. als Zigarette oder in der Pfeife, wird das meiste Nikotin durch die Hitze zerstört, nur ein Rest mischt sich mit dem Speichel und wird dann durch Mund- und Rachenschleimhaut resorbiert. Starker Tabakverbrauch kann sehr gesundheitsschädlich sein und eine homöopathische Behandlung unwirksam machen. Jedenfalls sollte man niemals den Tabakrauch inhalieren.

S ä u r e n , z. B. Essig, stark saure Früchte, Milchsäure usw., sollen nur in kleinen Mengen genossen werden. Da die Säuren bestimmten homöopathischen Mitteln entgegenwirken, namentlich allen Antimonium-Salzen, ist man manchmal gezwungen, sie vollständig zu verbieten. Dieses Problem ist oft nicht leicht zu lösen, da es schwerfällt, rohes Gemüse anders als in Form von Salaten zu genießen, die ohne Säuren nur schlecht zuzubereiten sind.

Dr. Lutze, einer der angesehensten Homöopathen aller Zeiten, hat jeden Gebrauch von Säuren in seiner Klinik ein für allemal verboten, um den Effekt der homöopathischen Mittel nicht abzuschwächen. Wir sind weniger streng, außer in besonderen Fällen.

Manche Leute pflegen regelmäßig Tees zu trinken, z. B. Kamille, Eisenkraut, Pfefferminz usw., oder ebenso regelmäßig den Kindern davon zu geben. Obige Pflanzen haben eine ziemlich beachtliche pharmakologische Kraft. Außerdem sind manche von ihnen Gegenmittel zu vielen homöopathischen Mitteln, machen letztere also unwirksam. Das ist hauptsächlich der Fall bei Kamille und Pfefferminz. Die empfehlenswertesten Getränke sind Lindenblütentee sowie Aufgüsse von Äpfeln oder von Orangenblüten. Jedoch ist es auch hier besser, das gleiche Getränk nicht während längerer Zeit zu nehmen und vor allem Kamille und Pfefferminz zu vermeiden. Schwarzer Tee soll in schwacher Konzentration genommen werden oder besser noch durch Infré-Tee ersetzt werden, der nur eine ganz geringe Menge Thein enthält.

Die Temperatur der Speisen ist gleichfalls wichtig. Es ist schädlich, zu heiße oder eiskalte Gerichte zu sich zu nehmen. Unglücklicherweise stellen die extremen Temperaturen eine Art Versuchung für den Gaumen dar, weil sie gewisse Geschmacksnoten der Speisen besser hervortreten lassen. Es ist eine Unzulänglichkeit der Natur, daß sie uns nicht den Instinkt gegeben hat, lauwarme Speisen zu essen, eine Unzulänglichkeit, die sich vielleicht durch die Tatsache erklärt, daß der primitive Mensch seine Speisen ohne jegliche Zubereitung verschlang, d. h. so wie er sie fand. Infolgedessen war es nicht notwendig, ihn durch einen besonderen Instinkt vor zu kalten oder zu warmen Speisen zu warnen, was heute notwendig wäre, da wir im Zeitalter der Kochherde und der Kühlschränke leben. Wir empfehlen jedoch allen Menschen, keinen Mißbrauch mit extremen Temperaturen zu treiben, eine Empfehlung, die ein besonderes Gewicht für alle Magenkranken hat.

Das Kauen läßt ebenfalls häufig zu wünschen übrig. Der Mensch unserer turbulenten Epoche jagt zwar gierig allen Vergnügungen nach, hat aber meistens die Gewohnheit verloren, sich dem täglichen Vergnügen einer guten Mahlzeit im Schoße der Familie hinzugeben. Er setzt sich, noch von seinen geschäftlichen Affären erregt, zu Tisch, häufig die Zeitung neben dem Teller und in Hörweite des lärmenden Radio. Anstatt die Nahrung in aller Ruhe und Hingebung zu verdauen, schlingt er seine Speisen hastig hinunter, wobei sein Gaumen leer ausgeht, sein Magen aber beträchtliche Schäden erleidet. Ein Magenkranker, der nicht jeden Bissen sorgfältig zu kauen pflegt, gefährdet die Wirkung der homöopathischen Kur sehr wesentlich.

Der Schlaf ist ein Heilmittel erster Ordnung. Jeder Mensch sollte genügend lange schlafen. Indessen hängt die Schlafdauer stark von der individuellen Konstitution ab. Ich kannte Leute, die sehr intensiv arbeiteten, nur 4 Stunden pro Nacht schliefen und sich dabei sehr wohl fühlten. Andere hingegen haben 8—9 Stunden Schlaf nötig. Menschen mit übermäßigem Schlafbedarf sind im allgemeinen nicht recht gesund. Nach einer erfolgreichen homöopathischen Kur haben sie erfahrungsgemäß nicht mehr so viel Schlaf nötig, um sich völlig ausgeruht zu fühlen.

Die Ruhe ist für jedes menschliche Wesen notwendig, zumal in unserer stürmischen Zeit, wo jeder Einzelne durch die unruhige Lebensführung verbraucht wird. Viele vergeuden die wenigen Minuten Ruhe, über die sie jeden Tag verfügen, indem sie Radio hören, sogar während der Mahlzeiten, oder indem sie in jeder kleinen Pause Zeitung lesen. Manche treiben es so weit, daß sie täglich einen Haufen Zeitungen lesen, obwohl die Lektüre einer einzigen sie über die Situation genügend unterrichten würde. Alle diese schlechten Angewohnheiten sind gesundheitsschädlich.

Diese Leute kommen dann in einem Zustand außerordentlicher Erregung zu uns, da sie infolge ihrer nervösen Verkrampfung nicht mehr schlafen können. Andere sind bis zum äußersten erschöpft und unfähig, ihre tägliche Arbeit zu verrichten. Sie verlangen von uns homöopathische Heilmittel gegen ihre Beschwerden, nachdem sie das Mißlingen aller möglichen Kuren erfahren haben. Nun — es gibt zwar homöopathische Mittel, um Kranke zu heilen, aber leider keine gegen schlechte Gewohnheiten!

Es ist sehr nachteilig, R e i z m i t t e l und Vitamine gegen solche Erschöpfungszustände zu nehmen, und es ist nicht weniger schädlich, Beruhigungsmittel und Schlafmittel gegen nervöse Überreiztheit zu nehmen. Die Verabreichung von Reizmitteln stellt eine Art chemischer Aufpeitschung dar, die einen Erregungszustand schafft, während dessen die Ermüdung vom Patienten nicht mehr e m p f u n d e n wird. Aber die Ermüdung ist nicht irgendeine Schikane, die die Natur erfunden hat, um den Menschen zu ärgern; sondern ein Alarmsignal für den Betreffenden, sich der notwendigen Ruhe hinzugeben, um seine Kräfte wiederzuerlangen. Im entgegengesetzten Fall, wenn die dauernde Unruhe einen Erregungszustand herbeigeführt hat, betäuben die Beruhigungsmittel ganz einfach gewisse Fähigkeiten und Gefühle, begünstigen aber keineswegs die Wiederherstellung eines wahren Gleichgewichts. Alle diese Produkte (Reizmittel, Vitamine, Beruhigungs- und Schlafmittel) bewirken nichts anderes, als d e n M e n s c h e n ü b e r s e i n e n w i r k l i c h e n Z u s t a n d z u t ä u s c h e n , indem sie ihm ermöglichen, sich noch etwas länger zu verausgaben und seinen schlechten Gewohnheiten hinzugeben, ohne die V e r w ü s t u n g e n z u b e m e r k e n , die seine Gesundheit dadurch erleidet. Und so kann immer von neuem beträchtlicher Schaden entstehen. Ein Mensch, der seine Zuflucht zu solchen Mitteln nimmt, gleicht einem Kutscher, der ein schweres Gespann führt und seine Pferde, obwohl sie durch eine starke Steigung erschöpft sind, brutalerweise auspeitscht, um sie dadurch zu einer letzten Anstrengung zu zwingen. Sie werden dann in einen Zustand völliger Erschöpfung geraten und mehrere Ruhetage benötigen. Jede Wiederholung solchen Vorgehens entwertet und zerrüttet die Pferde endgültig. Ein normaler Fahrer, so unwissend er sonst auch sein mag, wird solche Dummheiten niemals machen. Im Gegenteil, er schont seine Tiere, weil er weiß, daß er dann mehr Nutzen von ihnen hat. Es gibt indessen auch Menschen, die sich zwar sehr klug vorkommen, die sich aber gegen sich selbst weniger intelligent benehmen als der einfachste Bauer gegenüber seinen Pferden, indem sie dauernd zu sog. stärkenden Reizmitteln oder zu Beruhigungs- und Schlafmitteln oder ähnlichen Dingen greifen. Ein vernünftiger Mensch jedoch handelt nicht so, sondern respektiert die Warnungen der Natur und ruht sich aus, wenn er müde ist, oder pflegt sich, wenn die Ermüdung auf Gesundheitsstörungen beruht.

Ich muß noch einige Worte über B ä d e r , /S o n n e n b ä d e r ,
S p o r t usw. sagen. Auch auf diesem Gebiet neigt die heutige
Menschheit zu Übertreibungen.

Den Körper Luft und Sonne auszusetzen, ist nützlich, wenn es in
vernünftigen Grenzen geschieht. Ausgedehnte Sonnenbäder, nur um
sich buchstäblich „rösten" zu lassen, sind schädlich und verursachen
Störungen im vegetativen Nervensystem und andere Schäden.

Dasselbe gilt für S c h w i t z b ä d e r , S a u n a und ähnliche Proze-
duren. Sie können, mit Maß und Vernunft angewandt, nützlich sein.
Im Übermaß gebraucht, können sie die Gesundung hemmen, ja sogar
direkt gefährden.

Was den S p o r t betrifft, haben wir folgende Ansicht: Der normale Mensch hat im allgemeinen eine gewisse körperliche Betäti-
gung nötig. Unsere Zivilisation hält viele Menschen in Büro oder
Werkstatt gefangen und treibt manchen zum Ausgleich dem Sport
in die Arme. Indessen gibt es auf diesem Gebiet, wie auch sonst,
individuelle Unterschiede. Die einen spüren ein starkes Bedürfnis
nach körperlicher Bewegung und befinden sich besser dabei; andere
empfinden diese Notwendigkeit nicht und wieder anderen geht es
nach körperlichen Anstrengungen schlechter. Ein jeder soll sich auf
seine Instinkte verlassen und sich danach richten.

Der S p o r t w e t t k a m p f , eine Belustigung für die Zuschauer
und häufig nur eine Profitmöglichkeit für die Veranstalter, wird
heutzutage bis zur vollständigen Erschöpfung der Sportler getrieben
und ist zweifellos schädlich. Ich hatte einmal Gelegenheit, eine große
Zahl von Teilnehmern an der Olympiade von Amsterdam zu untersuchen. Sie waren a l l e krank, ohne Ausnahme. Vor allem litten
sie an chronischen Arthritiden der am meisten beanspruchten Gelenke. Tennisspieler, Diskuswerfer und Stabwerfer hatten Arthritiden des rechten Ellbogengelenks, während die Springer an Arthritiden der Knie- oder Hüftgelenke litten, z. T. in sehr fortgeschrit-
tenem Grad. Andere Sportler hatten Lungenemphyseme, Herzerwei-
terungen usw. Man findet häufig auch psychische Störungen, die von
der ständigen Spannung und der Unruhe bezüglich der Resultate
und der Einstufung herrühren. Die Abnahme der physischen Fähigkeiten beim Altern stellt den Sportler häufig vor ein anderes Problem, das ebenfalls schwierig zu lösen ist. Sein besonders entwickel-
ter und durch die sportliche Karriere übermäßig gesteigerter Ehr-
geiz macht es ihm fast unmöglich, seinen Abstieg anzunehmen. Es
können daraus seelische Konflikte entstehen, die manchmal in schwere
Neurasthenie münden, das späte und abträgliche Resultat einer von
Anfang an falschen Auffassung.

Es ist erstaunlich — um das Bild des Bauern wieder aufzunehmen,
— daß jeder Pferdebesitzer genau weiß, daß man die Tiere nicht
allzu harten Anstrengungen unterziehen darf. Jeder Pferdekäufer

erkundigt sich gewissenhaft und prüft das Tier daraufhin, ob es nicht abgetrieben ist. Was für die Tiere gilt, scheint für die Menschen noch nicht begriffen zu sein. Man mutet letzteren häufig unerhörte, bis zum äußersten gehende Anstrengungen zu, feiert sie dann als Athleten eine Zeit lang für ihre Siege bei den großen Wettkämpfen, vergißt sie dann völlig und überläßt sie schließlich ihrem physischen Ruin.

Der Sport sollte eine E n t s p a n n u n g sein und nicht stärker ermüden als die tägliche Arbeit, andernfalls wird er schädlich.

Was für den Sportwettkampf gilt, trifft häufig auch für den M i l i t ä r d i e n s t und andere sog. K ö r p e r ü b u n g e n zu. Es ist wirklich bedauerlich, daß gewisse Leute in verantwortlichen Stellungen sosehr von allen guten Geistern verlassen sind, daß sie unter dem Vorwand von Hygiene und Körperbildung Helfershelfer für Krankheiten und vorzeitigen Ruin mancher Menschen werden.

Ich hoffe, durch meine Ausführungen das Problem der Körperpflege kurz, aber deutlich aufgezeigt zu haben. Zusammenfassend ließe sich sagen: man muß auf allen Gebieten individualisieren und in gewissem Ausmaß Kost, Arbeit, Ruhe und Körpertätigkeit der Individualität des einzelnen Menschen anpassen, ohne jedoch zu ängstlich zu sein. Jede Übertreibung ist schädlich, namentlich wenn sie oft wiederholt wird. Demgegenüber muß ein Mensch, der eine angemessene Arbeit, eine normale Kost oder physische Anstrengungen in vernünftigen Grenzen nicht verträgt, als krank angesehen werden; man sollte dann aber nicht lediglich die äußeren schädlichen Faktoren ausschalten, sondern lieber die Gesundheit wiederherstellen, damit dieser Mensch widerstandsfähig wird und sich nicht ständig in acht nehmen muß. Für Kranke sind gewisse Vorsichtsmaßregeln z e i t w e i s e auf dem einen oder anderen Gebiet bisweilen notwendig. Indessen sind solche Einschränkungen nur ein Notbehelf zur Sicherung eines guten Kurerfolges, denn das Endziel einer Therapie ist immer die vollständige Wiederherstellung der Gesundheit, was die Abschaffung diätetischer und anderer Einschränkungen einschließt. Erst wenn das gelungen ist, kann der Arzt seine Aufgabe als gelöst betrachten.

C. Geistige Hygiene und einige andere analoge Prinzipien

Seit dem Ende des letzten Jahrhunderts hat sich der Rhythmus des Lebens immer mehr beschleunigt. Die Erfindung verbesserter Maschinen, die schnelleren Geschwindigkeiten, die Ausweitung der Staatsmacht, die tausend und abertausend Verpflichtungen des heutigen

Menschen, die häufig gegen seine angeborene Natur gehen, haben Veränderungen im gesamten Bereich der menschlichen Tätigkeit bewirkt. Der Mensch von heute ist zum Rädchen in einem ungeheuren Triebwerk geworden und selbst nur noch eine Art Maschine; auch sein Charakter ist dadurch sehr stark beeinflußt worden. Die zwischenmenschlichen Beziehungen, einst geleitet vom gesunden Menschenverstand, von Herzlichkeit und Wohlwollen, werden heute durch gesetzliche Vorschriften, gerichtliche Vergleiche, Zwangstarife usw. „reglementiert"; diese diktieren, der Mensch selbst, „die Krone der Schöpfung" hat den Befehlen nur zu gehorchen. Der Mensch empfindet oft mit Unbehagen, daß er eine Art Nummer geworden ist; kaum hat er einen Augenblick der Ruhe und Nachdenklichkeit, so ergreift ihn schon der Lauf des geschäftigen Lebens aufs neue und er muß sich abermals fügen.

Es ist sehr wohl verständlich, daß die Beziehungen zwischen Arzt und Kranken sich ebenfalls dem Einfluß der neuen Zeit anpassen mußten. Besonders jene Gesundheitsorganisationen, z. B.: Bundes- und Kantonsverwaltungen, private Vereine aller Arten und vor allem die Kranken- und Unfallversicherungen, stellen den Arzt oft vor schwierige Probleme. Die Einschaltung von Zwischeninstanzen hat zweifellos keine sehr glücklichen Folgen gezeitigt. Diese Einrichtungen, namentlich die Versicherungen, sind sicherlich in mancherlei Hinsicht gerechtfertigt, z. B. durch die hohen Kosten jener Untersuchungen, die laufend in der Schulmedizin zur Anwendung kommen und daher zu Maßnahmen zwingen, die den finanziellen Ruin der Kranken verhüten. Aber andererseits gibt es auch unerwünschte Versicherungsfolgen. — Freilich versichern sich viele Menschen gegen Krankheiten aus Vorsorglichkeit und um den Arzt ausreichend entschädigen zu können, aber häufig liegen dem auch weniger ehrenhafte Motive zugrunde.

Nicht selten kommen Kranke in einer Kleidung vom dernier cri zum Arzt; sie besitzen Villen und Ferienhäuser und versagen sich keinen Luxus; sie fordern Röntgenaufnahmen und andere diffizile bzw. teure Untersuchungen; und dann stecken sie dem Arzt den berühmten Krankenschein in den Briefkasten und sind heilfroh, sich so wohlfeil aus der Affäre gezogen zu haben. Aber auch abgesehen von diesen extremen Fällen, zeigt der versicherte Kranke häufig eine sehr eigenartige Mentalität.

Tatsache ist, daß solche Kranke nur sehr schwer gesund werden. Wer im „Paramirum" von PARACELSUS das Kapitel vom „Ens dei" gelesen hat, versteht sehr gut, daß es so sein muß. Denn die Krankheit ist, wie wir ja bereits wissen, ein Phänomen, das den ganzen Menschen, einschließlich seiner Psyche, betrifft. Der Mensch aber ist erschaffen worden, um V e r a n t w o r t u n g e n z u ü b e r n e h m e n , um für seine Taten einzustehen: das ist das Gesetz seiner

Existenz. Auch wenn er sich dem nicht unterwerfen will, — er muß es lernen. Daher bekommt die Krankheit häufig den Charakter einer Erprobung, eines Fegefeuers, durch das der Kranke hindurch muß, bis er die Lektion gelernt hat, die der Schöpfer ihm geben will. Solange der Kranke seinem Arzt nicht gänzlich vertraut, solange er nicht überzeugt ist, daß dieser nur sein Bestes will, solange er übertriebene Forderungen auf Kosten eines Dritten stellt, hemmt er wirklich und ernstlich seine eigene Gesundung.

Ein sehr wichtiger Faktor für die Heilung ist daher die Erneuerung des persönlichen Verantwortungsgefühls. Wie kann man dieses Ziel erreichen? Nach meiner Ansicht muß diese Erneuerung einzig durch den Kontakt zwischen dem Kranken und dem Arzt geschehen. Der Kranke muß selbst feststellen, daß der Arzt sich die ganze Mühe für i h n macht und nicht eines hohen Honorares wegen; daß er forscht, daß er sich anstrengt, daß er sogar Stunden des Schlafes opfert, einzig und allein um seinem Kranken zu helfen. Sicherlich, der Arzt muß ein Honorar nehmen. Jedoch soll der Kranke spüren, daß der Arzt aus L i e b e z u m B e r u f arbeitet, daß er die finanzielle Lage des Kranken berücksichtigt, daß er zurückhaltend mit Konsultationen und Hilfsuntersuchungen ist. Da ein Homöopath praktisch nicht ohne Liebe zum Beruf arbeiten kann — denn seine Arbeit ist sehr subtil und kompliziert —, bekommt sein Kranker im allgemeinen sehr schnell jenes Vertrauen, das die beste Grundlage für eine fruchtbare Zusammenarbeit bildet, wie sie für die Heilung erforderlich ist.

Nach meiner Erfahrung stellt sich dieses Vertrauen fast immer ein. Die Menschen sind selten so blind, dumm oder egozentrisch, daß der Kontakt mit einem homöopathischen Arzt, wenn dieser ein wahrer Schüler HAHNEMANNS ist, nicht in kurzer Zeit ihr Mißtrauen beseitigte.

Jeder homöopathisch behandelte Kranke kann leicht feststellen, daß mit Ausnahme der ersten Untersuchungen, die manchmal recht mühsam und daher etwas teurer sind, die Homöopathie niemals lästig fällt. Denn die Konsultationen folgen in einem langsamen Rhythmus aufeinander. Ein Kranker, der eine homöopathische Behandlung durchmacht, bezahlt dafür kaum mehr als den Betrag seiner Versicherungsprämie. Später braucht er nichts oder fast nichts mehr auszugeben, denn er wird wirklich geheilt sein. Ich als Sachkenner kann versichern, daß ein Kranker, dessen ererbte Gleichgewichtsstörung erst einmal beseitigt ist, gewissermaßen für sein ganzes Leben geheilt ist und meistens von keiner Krankheit, sei sie noch so geringfügig, mehr befallen wird.

Daher hat der homöopathisch behandelte Kranke eigentlich keinen Grund, sich gegen Krankheitskosten zu versichern, da die Summe seiner Versicherungsprämien am Ende seines Lebens 5—10mal höher sein dürfte als die Gesamtkosten aller homöopathischen Behandlungen, denen er sich unterziehen mußte, um endgültig geheilt zu werden und keinen Arzt mehr zu brauchen.

Ein anderer Kranker, der schwierig zu heilen ist, ist der e i l i g e K r a n k e . Er begegnet uns alle Tage. Er hat unsere Adresse erfahren. Er kündigt uns telephonisch in gebieterischem Ton seinen Besuch für denselben Tag zu einer bestimmten Stunde an. Er wundert sich zu hören, daß schon andere Kranke vorgemerkt sind und daß die gewünschte Stunde nicht mehr frei ist. Er ist außer sich, wenn er erfährt, daß er infolge des Mangels an Homöopathen erst in einigen Tagen oder gar Wochen empfangen werden kann. Je nach Temperament wird er bitten, sich entrüsten oder Grobheiten und Vorwürfe hervorsprudeln. Manche bestehen darauf, daß man sie wenigstens 5 Minuten empfängt, als ob irgendein Vorteil durch bloßes Händeschütteln herausspringen könne.

Diese Haltung ist teilweise dadurch entschuldbar, daß man die Homöopathie mißversteht. Man glaubt, die einfache Beschreibung der Beschwerden oder die Mitteilung des „Namens" der Krankheit auf Grund früherer Untersuchungen genüge, um auf der Stelle durch die Homöopathie geheilt zu werden. Der Schulmediziner kann so vorgehen; denn wenn die Diagnose erst einmal festliegt, hat er in gewissem Ausmaß die Möglichkeit einer Heilmittelwahl, indem er sich auf den N a m e n der Krankheit stützt, und kann dann gleich zu einem anderen Fall übergehen. Der Homöopath jedoch kann sich niemals auf eine vorher festgestellte Diagnose stützen, sondern muß, wie wir bereits gesagt haben, zu einer gewissenhaften Beobachtung des Kranken schreiten und diesen um ernstliche Mitarbeit im gleichen Sinne bitten. Der homöopathische Arzt muß sämtliche Symptome analysieren und nach ihrem wahren Wert abschätzen. Er ist häufig genötigt, zwischen den Zeilen zu lesen; denn manche Kranke drücken sich schlecht aus oder verschweigen das Wesentliche, während andere ihre charakteristischsten Symptome nicht kennen, so daß der Arzt sie erst durch eingehende Befragung herauslocken muß. Danach muß er die klinische Diagnose ergänzen, sofern sie nicht vollständig ist, dann die Symptome ordnen und repertorisieren und sie dann endlich mit den Krankheitsbeziehungen der in Frage kommenden Heilmittel vergleichen. Dieses Verfahren ist freilich manchmal ziemlich schnell erledigt, aber bei den meisten Fällen, besonders den chronischen, erfordert es mehrere Stunden. Jeder wird daher wohl verstehen, daß es in der Homöopathie zu nichts führt, Konsultationen in 10 Minuten oder in einer Viertelstunde erledigen zu wollen. Wenn wir so arbeiten würden, könnten wir keinen einzigen Kranken heilen, außer denen, die schon von selbst ohne weitere Hilfe gesunden, wie das meistens bei den akuten Krankheiten der Fall ist.

Der Kranke muß sich stets der Tatsache bewußt sein, daß der Arzt mit der Behandlung auch die Verantwortung dafür übernimmt, weshalb man ihm Zeit lassen sollte, alles Erforderliche gemächlich und ohne Hast zu erledigen. Außerdem soll er ja auch auf seinen Kranken eingehen, ihm in jeder Hinsicht zur Verfügung stehen und ihn auch moralisch stützen. Nur der Arzt, der sich die Pflicht auferlegt, jedem Fall gewissenhaft nachzugehen, kann seinen Kranken heilen. Was wir fordern, ist keine gewaltsame Therapie nach den verschiedensten Richtungen, z. B. mit zahlreichen Spritzen oder anderen Eingriffen. Bei uns kommt es auf die Analyse des einzelnen Falles an, und diese beansprucht Zeit. Daraus ergibt sich für den Kranken die Notwendigkeit, sich solange zu gedulden, bis der Arzt Zeit hat, alles für seinen Kranken Erforderliche durchzuführen.

Andere Kranke, die schwer zu heilen sind, sind jene, die in erster Linie von gewissen Symptomen, die sie besonders plagen, befreit werden möchten, z. B. von Ekzemen, Akne, Hämorrhoiden, übelriechenden Schweißen usw. Sie gehen dabei aber von falschen Voraussetzungen aus. Es stimmt zwar, daß der Homöopath bei gewissen Leiden auch rasche Erleichterungen verschaffen kann; aber in anderen Fällen kann er es nicht, wenigstens nicht ohne Schaden für die völlige Heilung. Wie dem auch sein mag, eine Erleichterung bestimmter Störungen bedeutet niemals die wirkliche Heilung des Kranken. Um wahrhaft zu heilen, muß man prinzipiell jede bloße Palliativbehandlung vermeiden. Was in der Homöopathie wichtig ist, ist die den einzelnen Behandlungsabschnitten entsprechende Wahl der kausalen Heilmittel. Jedes Heilmittel bedeutet einen gewissen Schritt zur Heilung hin; infolgedessen werden nach jeder Anwendung bestimmte Symptome verschwinden, jedoch keineswegs immer zuerst jene, unter denen der Kranke am meisten leidet.

Der Kranke darf niemals vergessen, daß der Behandlungserfolg in beachtlichem Ausmaß von der Disposition des Arztes abhängt. Die Homöopathie ist eine Kunst und keine Technik. Bei der Heilkunst spielen soviel unwägbare und subtile Faktoren mit, daß der Arzt im Besitz aller seiner Fähigkeiten sein muß, um ein gutes Resultat zu erreichen. Ein Arzt, der lediglich Techniker ist, kann schematisch vorgehen, ohne daß seine Arbeit viel darunter leidet. Der homöopathische Arzt jedoch ist irgendwie auf seine Aufnahmefähigkeit und auf seine geistige Elastizität angewiesen, die es ihm ermöglichen, die Symptome nach ihrem richtigen Wert zu finden und abzuwägen und ebenso die jeweils angezeigten Heilmittel und deren passende Potenz. Ich habe häufig festgestellt, daß meine Erfolge sehr viel geringer waren, wenn ich überarbeitet war oder mich nicht wohl fühlte. Das ist ja auch ganz natürlich. Wer könnte von einem übermüdeten bzw. kranken Bildhauer oder Maler die Schaffung eines Meisterwerkes verlangen? Obwohl die Aufgabe des homöopathischen Arztes noch viel subtiler als die eines Malers oder Bildhauers ist, erfassen manche Kranke diese Wahrheit nur schwer und tragen in keiner Weise zu einer guten Einstimmung des Arztes bei. Vielmehr verstimmen sie ihn häufig durch falsch angebrachte Neugier oder uferlose Geschwätzigkeit oder durch einen Haufen auszufüllender Formulare oder indem sie durchaus noch empfangen werden wollen, wenn er schon kaum mehr kann, selbst wenn er den besten Willen dazu hätte.

Der Kranke sollte sich all dessen bewußt sein und alle für die Fähigkeiten seines Arztes schädlichen Einflüsse aus dem Wege räumen. Das gilt in erster Linie für den Papierkrieg, diese große Plage unserer Zeit und das größte Hemmnis der Heilkunst.

Wir betonen nochmals die Tatsache, daß der Arzt, der wirklich heilen und nicht lediglich lindern will, die Reihenfolge des Verschwindens der Symptome nicht willkürlich ändern kann, da ja der Heilungsverlauf den Gesetzen der Natur folgt und sich n i c h t nach dem Willen des Menschen richtet. Wenn der Kranke das nicht verstehen will, muß er sich der symptomatischen, d. h. allopathischen Therapie unterziehen, die er meistens schon vergeblich angewandt hat.

Der Kranke, der wirklich geheilt werden will, muß sich also allen Bedingungen der wahren „Heilkunst" unterwerfen, d. h. er muß sich mit Geduld und Ausdauer wappnen. Er sollte sich sagen: „Besser spät als niemals" und bereitwillig alle Wechselfälle hinnehmen, die im Laufe der Behandlung eintreten können. Dann wird er durch eine völlige Heilung entschädigt werden, die in gewissen Fällen übrigens sehr schnell eintritt.

Ich muß anerkennen, daß die Mehrzahl unserer Kranken diese Tatsachen ziemlich leicht begreift, denn fast alle sind jahre- oder jahrzehntelang krank gewesen und haben vergeblich alle möglichen Behandlungsmethoden versucht. Diese Erfahrungen haben sie einsichtig gemacht, so daß sie die notwendige geistige Einstellung besitzen, um die Tatsachen anzuerkennen, auf denen die Heilung beruht. Meine einleitenden Hinweise sind daher vor allem für jene bestimmt, die zur Homöopathie kommen, ohne die erwähnten schmerzhaften Erfahrungen gemacht zu haben.

Der Kranke sollte jede Heilung als Wunder betrachten. In der Tat es ist ein Wunder, daß man die ganze innere Struktur eines Wesens umformen kann, diese unsichtbare biologische Struktur, die von Geburt an verdorben ist und unaufhörlich oder periodisch krankhafte Erscheinungen hervorbringt. Dieses Wunder ist für uns möglich geworden dank HAHNEMANN, dem großen Arzt, der den Menschen die Regeln gezeigt hat, die es erlauben, wirklich zu heilen und nicht nur gewisse Symptome zu unterdrücken auf Kosten des „Gesundheitskapitals" des Kranken.

Es stimmt, daß manche Kranke schnell genesen oder doch wenigstens sich bessern; bestimmte Kranke genesen sogar auf der Stelle,

Aber obwohl wir glücklich sind, häufig rasche Erfolge registrieren zu können, dürfen wir niemals vergessen, daß der Wille des Schöpfers den Menschen nicht die Macht geschenkt hat, nach Gutdünken die Gesetze der Schöpfung zu verändern. Gewisse Übel sind so tief im Keimplasma verwurzelt, daß es langer Anstrengungen und der Dauerwirkung mehrerer nacheinander angewandter Heilmittel bedarf, um die Umformung der biologischen Struktur bis zu einem Gleichgewichtszustand zu erreichen. Wenn wir in jedem Falle schnell heilen könnten, würden wir zu hochmütig und eingebildet werden. Der Mensch verträgt kein allzu großes Wissen oder Können. Es ist ganz natürlich, daß der Schöpfer dem Arzt häufig die Lösung schwieriger Probleme aufgibt. Manche Heilungen benötigen längere Zeit. Der Arzt jedoch, der Geduld und Ausdauer beweist, in keinem Augenblick am Enderfolg zweifelt und durch das Vertrauen des Kranken unterstützt wird, erzielt häufig noch Heilungen in Fällen, wo von vornherein alles verloren schien. In der ärztlichen Kunst, wie auch sonst überall, soll man es nicht auf Augenblickserfolge anlegen, sondern unablässig arbeiten und niemals die Hoffnung verlieren, das Endziel einer völligen und bleibenden Wiederherstellung der Gesundheit doch noch zu erreichen. Ein Arzt, der in diesem Geiste arbeitet, kann manchmal Heilungen erzielen, deren ein anderer, der weniger fest und ausdauernd ist, unfähig wäre.

Die beste Haltung des Kranken besteht darin, die Hoffnung zu bewahren, sich keine Sorgen zu machen und bereitwillig anzunehmen, was die Natur ihm bestimmt hat. Der Arzt wird sich natürlich vor allem darum bemühen, die Schmerzen des Kranken soweit wie möglich zu vermindern, aber von hier bis zur völligen Heilung ist oft noch ein langer Weg.

Die oben beschriebene Haltung ist die einzige, die eine Heilung auch in scheinbar hoffnungslosen Fällen ermöglicht.

* * *

Die Tatsache, daß die geistige Haltung vieler Kranken heute ein ernstliches Hindernis für ihre Heilung darstellt, verpflichtet uns, nach den tieferen Gründen dieses Übelstandes zu forschen und auf Abhilfe zu sinnen.

Ich glaube, daß der Circulus vitiosus schon in der Schule beginnt, wo die Kinder schädlichen Einflüssen aller Art ausgesetzt sind.

Vor allem werden sie überfordert. Es ist eine Katastrophe für die Gesundheit von Kindern, vor allem von Mädchen, bis 10 oder 11 Uhr abends arbeiten zu müssen, um die Schulaufgaben zu erledigen. Wohin soll das führen? Wäre es für ein Mädchen nicht besser, sich gesund zu erhalten, um später der Welt gute und gesunde Nachkommen zu schenken, statt einen Teil der Nacht über seinen Heften zu hocken? Von dieser Überbeanspruchung kommen alle möglichen Störungen,

häufig z. B. das Verschwinden der Regel, starke Nervosität, hart-
näckige Anämien, ausgesprochene Appetitlosigkeit, kurz eine körperliche und geistige Unterentwicklung, die später meistens nie
wieder ganz ausgeheilt werden kann. Die ganze zukünftige Familie
hat die Folgen zu tragen, in erster Linie die Kinder, die ihrerseits
wiederum von Geburt an unterentwickelt und häufig dauernd krank
sind. Wäre es für ein kleines Mädchen nicht besser, organisch gesund
zu bleiben als sich in höherer Mathematik und Grammatik auszu-
zeichnen?

Man könnte einwenden, daß die Anforderungen unserer Zeit den
Unterricht in diesen Fächern unentbehrlich machen. Jedoch ruht dieses Argument auf sehr schwachen Füßen. Wir brauchen keine Leute,
deren Schädel mit zahllosen Einzelheiten vollgestopft ist, sondern
vielmehr Menschen, bei denen alle Fähigkeiten harmonisch entwik-
kelt sind, mit festem Charakter, unabhängigem Denken und starker
Initiative. Man müßte also eher die individuellen Fähigkeiten entwickeln, besonders die Beobachtungsgabe, die persönliche Tatkraft
und die Charakterfestigkeit.

Wie alle großen Pädagogen schon immer betont haben, bildet das
gegenwärtig wieder einmal beliebte System, welches darin besteht,
die Schüler eine große Anzahl Einzelheiten auswendig lernen zu
lassen, die Menschen nicht zu Persönlichkeiten, sondern hindert im
Gegenteil ihre Entwicklung. Weiß man doch, daß die besten Schüler
später im Leben sich oft als minderwertig erweisen! Wieviele Genies
sind von der Schule ausgeschlossen oder als unfähig bezeichnet worden. Ich nenne nur Verdi, den großen Komponisten, und Newton, den
hervorragenden Physiker, als wenige Beispiele von vielen, die man
erwähnen könnte.

Man sollte die Werke von PESTALOZZI, dem größten Pädagogen
aller Zeiten, lesen. Fast auf jeder Seite wendet er sich gegen das
System, die Schüler zu viel „lernen" zu lassen statt ihnen die „Grundlagen begreiflich zu machen", sowie dagegen, den Jugendlichen, der
noch in voller Entwicklung ist, zu „überlasten" und „vorzeitig zu
verbrauchen."

Nicht nur der Kranke muß umgewandelt werden, auch für den
Arzt selbst ist das notwendig.

Die heutige Medizin, die mit Vorschriften, Einzelheiten und allerlei
Techniken vollgestopft ist, zwingt unsere Universitäten dazu, ihre
Vorlesungen von Jahr zu Jahr mit neuen Details zu belasten. Dieser
Fehler ist allgemein bekannt. Wieviele Professoren haben schon versucht, die medizinische Ausbildung zu reformieren! Ich nenne nur
die Professoren BIER und SAUERBRUCH, Chirurgen von Weltruf, die
sich beide sehr abfällig über den heutigen medizinischen Unterricht
geäußert haben.

Jedoch hat bisher noch keine Reform zum Ziele geführt. Unsere Schulmedizin hat ihre eigenen Gesetze und zwingt sie dem Lehrkörper auf. Es gibt noch keinen Ausweg aus diesem Circulus vitiosus.

Auch auf diesem Gebiet müßte der Student dazu erzogen werden, persönlich zu beobachten und individuell zu denken, zu analysieren und zu synthetisieren, auf Grundwahrheiten aufzubauen und nicht nach starren Gesetzen zu arbeiten. Die Homöopathie erfüllt alle diese Bedingungen, denn es gibt für sie keine „festen Krankheitsnamen", jeder Fall ist ein individuelles Problem und terra incognita. Durch die Homöopathie lernt der Arzt wirklich vorurteilsfrei beobachten. Wie der Kunstmaler bei einem Porträt muß er in jedem Falle die charakteristischsten und individuellsten Züge ausfindig machen, welche dieses eine kranke Wesen von allen anderen unterscheiden. Solche Analyse und Synthese stellt eine wahrhaft persönliche und schöpferische Arbeit dar. Nur eine derartige Arbeitsweise adelt den Menschen und macht ihn glücklich, während alle Routinearbeit ihn degradiert und unzufrieden macht.

Daher entwickelt die Homöopathie die Persönlichkeit des Arztes, daher hat sie die Berufung, eines Tages die gegenwärtige Krise der Medizin, die durch Schematismus und übermäßige technische Spezialisierung bedingt ist, zu lösen.

Alle großen Homöopathen waren nicht nur große Weise, sondern vor allem große Persönlichkeiten. Man braucht nur die Werke von HAHNEMANN und seinen Schülern, z. B. von JAHR, BOENNINGHAUSEN, STAPF, LUTZE, FARRINGTON, KENT, CLARKE und anderen zu lesen, um das einzusehen. Die durch die Homöopathie bewirkte Umformung des Arztes wird auch vom Kranken empfunden, wenn er sich darüber klar wird, daß er es hier nicht mit einem bloßen Techniker oder Routinier zu tun hat, sondern mit einer wahren Persönlichkeit. Dieser Faktor ist unerläßlich, um den Kranken durch alle Schicksalswendungen zu séiner Genesung zu führen, wenigstens in schwierigen Fällen, und das Vorhandensein dieses Faktors des gegenseitigen Vertrauens ermöglicht uns oft noch Heilungen, die ohne diese Grundbedingung nicht zustande kämen.

III.
Die Waffen zur Krankheitsbekämpfung
A. Die Hahnemannsche Dynamisation

Die überwiegende Mehrzahl der Menschen, einschließlich der Schulmediziner und Apotheker, stellt sich das HAHNEMANNsche Heilmittel als eine lediglich verdünnte Arznei vor. Es ist sogar schon die Ansicht ausgesprochen worden, die Anwendung verdünnter Arzneien sei identisch mit Homöopathie. Professor ROCH aus Genf sagt zum Beispiel in seinem Artikel: „Kann man mit einem Homöopathen über Medizin sprechen?" *) Folgendes:

„Die Allopathen gebrauchen oft kleine Dosen, sogar sehr kleine Dosen: Milligramm, zehntel Milligramm und noch weniger". Er meint damit offenbar, die Anwendung kleiner Dosen sei keineswegs das Privileg der Homöopathie, sondern gehöre ebenso der schulischen Therapie an.

Solche Ideen, daß z. B. die Kleinheit der Dosis der Hauptpunkt der Homöopathie sei, sind grundfalsch und führen zu bedauerlichen Verwirrungen, umsomehr als man das sogar unter Homöopathen hören kann. Es gibt zahlreiche Arbeiten, in welchen gewisse Homöopathen und homöopathisierende Apotheker zu beweisen suchen, das homöopathische Heilmittel brauche wegen der Kleinheit seiner Dosierung nicht unwirksam zu sein, denn gewisse Substanzen hätten noch in starker Verdünnung eine Wirkung auf den lebenden Organimus, z. B. bis zur 6. Dezimale, was 0,000 001 g der rohen Droge entspricht.

Es scheint mir, daß alle Versuche, den Effekt des HAHNEMANNschen Heilmittels durch eine c h e m i s c h e Wirkung erklären zu wollen, vergeblich sind.

Sie beruhen auf einer irrtümlichen Auffassung der Homöopathie und wollen Brücken bauen, wo es keine Ufer zu verbinden gibt. Manche verteidigen diese Einstellung mit der Behauptung, die Schule würde die Homöopathie besser verstehen, wenn die Homöopathen versuchten, einen Weg von der Allopathie zur Homöopathie zu bahnen. M. E. jedoch kann man auf diese Weise den Allopathen keineswegs die Augen öffnen, sondern würde nur ihren Irrtum über das Wesen der Homöopathie verewigen, wie schon G. H. JAHR sehr treffend gesagt hat: „Jeder versteht wohl, daß wir nicht viel Halt haben an solchen, die nur zu uns kommen, weil sie keinen großen Unterschied zwischen der offiziellen Schule und der unsrigen sehen. Selbst wenn wir eine gewisse Anzahl ehrlicher und intelligenter Männer zu uns herüberziehen könnten, indem wir manche Grund-

---

*) Revue médicale de la Suisse romande, 1951, No. 5

sätze opferten und unser System dem der Schule anpaßten, würde diese Art, Anhänger zu gewinnen, später ein fast unüberwindliches Hindernis für alle solchermaßen für die Homöopathie Gewonnenen darstellen. Denn wir selbst hätten sie dann gehindert, den Wert unserer Wissenschaft zu erfassen, und würden so nur Gefahr laufen, sie von Anfang an auf einen falschen Weg zu führen". *)

Um die Homöopathie zu verstehen, kann man nicht von der schulischen Auffassung ausgehen; man muß von der homöopathischen Erfahrung ausgehen. Man kommt dann zu ganz anderen Begriffen von der Natur des krankhaften Phänomens sowie von dem Phänomen der Heilung und nur diese Begriffe ermöglichen ein Verständnis der Methode.

Ist das homöopathische Heilmittel eine verdünnte Arznei? Nein, natürlich nicht! Das HAHNEMANNsche Heilmittel hat nichts mit der üblichen Arznei und infolgedessen auch nichts mit der offiziellen Pharmazie gemein. Es handelt sich hier um ein Produkt, das keine Substanz mehr enthält, nicht einmal ein Molekül, und sich anschaulich etwa vergleichen ließe mit einem Radio-Sender, dessen elektromagnetische Strahlung im lebenden Organismus heilende Reaktionen auslösen könnte, vorausgesetzt daß eine Übereinstimmung zwischen der Wellenlänge des Heilmittels und derjenigen des Kranken bestünde. Daher sollte man die Bezeichnung „Medikament" aufgeben, wenn man von der HAHNEMANNschen Dynamisation spricht, und lieber die Ausdrücke „Potenz" oder „Dynamisation" gebrauchen, weil sie den energetischen Charakter der Präparate gut wiedergeben und so Verwechslungen vermeiden.

Es ist durchaus verständlich, daß Herstellung und Anwendung der HAHNEMANNschen Dynamisation von denen der üblichen Arzneimittel völlig verschieden sind. Hier taucht nun eine neue Schwierigkeit auf. Der heutige Apotheker hat die Herstellung homöopathischer Mittel während seines Studiums nie gelernt. Infolgedessen hat er keine Ahnung von ihrem Wesen und ihrer Anwendung. Ich bin ziemlich oft von Apothekern aufgesucht worden, die mir versicherten, sie seien an der Herstellung homöopathischer Mittel interessiert, die aber die Art der Herstellung überhaupt nicht kannten, ja nicht einmal irgendein Buch über diese Materie. Sie baten mich, ihnen zu zeigen, wie man es machen müsse. Das besagt alles!

Es gibt sicherlich Apotheker, die sich entsprechende Unterlagen beschafft haben, aber sie sind selten. Und sogar diese teilen im allgemeinen die Ansicht, es bestehe eine Analogie zwischen den HAHNEMANNschen Dynamisationen und den allopathischen Heilmitteln namentlich insofern, als man unsere Heilmittel wiederholt, 3—4mal täglich, Wochen hindurch, verabreichen müsse. Die Aufmachung der

---

*) JAHR: Symptomenkodex, Düsseldorf 1843.

handelsüblichen HAHNEMANNschen Dynamisationen beweist, daß diese Auffassung vorherrscht; diese Präparate sind sämtlich für einen regelmäßigen, häufigen und längerdauernden Gebrauch hergestellt.

Alle diese Auchhomöopathen stellen sich vor, man müsse die homöopathischen Potenzen umso öfter geben, je höher ihre Verdünnung sei.

Andere gehen soweit zu behaupten, man müsse gleichzeitig mindestens 3 bis 4, ja sogar 12—15 verschiedene Mittel verschreiben, u. zw. um — ihrer Auffassung nach — die schwache Wirkung einer so stark verdünnten Arznei auszugleichen.

Lassen wir keinen Zweifel und sagen wir offen: „Alle Vorstellungen dieser Art gehören in das Reich der Fabel; es liegt ihnen eine völlige Unkenntnis der Art des HAHNEMANNschen Verfahrens zu Grunde." Eigentlich ist das ja auch ganz begreiflich; denn nur der homöopathische Arzt, der jeden Tag die Wirkung der HAHNEMANNschen Dynamisationen auf den Kranken beobachtet, kann sich eine genaue Vorstellung von dem Wesen dieser Potenzen und des durch sie erzielten Heilungsphänomens machen.

Die wahre homöopathische Dynamisation ist unstofflich. Freilich wendet man manchmal niedere Verdünnungen an, die noch Substanz enthalten. Aber diese Art des Vorgehens ist eine primitive Homöopathie und kann im allgemeinen nur bei akuten Krankheiten Erfolg haben; d. h. dort, wo schon eine spontane Heilungstendenz besteht und es nur einer leichten Unterstützung bedarf, um über das Leiden zu siegen. Bei den meisten chronischen Fällen und bei konstitutionellen Störungen dagegen haben die niedrigen Verdünnungen nur geringfügige Wirkung und lösen fast niemals intensive bzw. dauerhafte Heilreaktionen aus, genügen also nicht, um eine völlige Heilung zu erreichen.

Die homöopathische Dynamisation ist demnach eine auf die Physis wirkende Kraft, ein energetischer Fokus, vergleichbar mit einem elektrischen Kondensator. Sie wirkt durch eine Entladung auf die Lebenszentren des Organismus, beseitigt die biologischen Fehlreaktionen und lenkt sie auf spezifische Weise, — kurz, sie löst spezifische Heilreaktionen aus. Von diesem Moment an braucht man im allgemeinen nur abzuwarten, daß der in dieser Weise umgewandelte Organismus das Leiden heilt, ähnlich wie z. B. ein Knochenbruch, einmal eingerichtet und fixiert, spontan heilt, ohne daß der Arzt den Verlauf der Zusammenheilung weiter beeinflußt. Das einzige, worauf man manchmal noch achten muß, ist die Ausscheidung der Gifte, die sich im Laufe der Heilreaktionen bilden können. Man benutzt dazu die sog. Drainagemittel, welche die Ausscheidungsorgane, z. B. Niere, Leber, Haut und gewisse Schleimhäute anregen. Diese Maßnahme gehört jedoch nicht

50

zur Homöopathie, sondern ist ein Zusatzverfahren, das nichts mit der Heilwirkung der homöopathischen Dynamisation zu tun hat. Es ist eher mit den Diätvorschriften und der allgemeinen Krankenpflege auf eine Stufe zu stellen. Es hilft manchmal bei unerwünschten Reaktionen oder beugt ihnen vor; aber es heilt nicht an sich. Man kann pratisch bei sehr vielen Fällen ohne es auskommen.

Wie stellt man die HAHNEMANNsche Dynamisation her? Ich darf den Vorgang hier zusammenfassend etwa so beschreiben: Man nimmt irgendein Mittel, z. B. 0,1 Gramm Schwefel, fügt 10 Gramm Milchzucker hinzu und verreibt diese Mischung eine Stunde lang in einem Mörser. Bei dieser Verreibung müssen physikalische Phänomene, die uns noch unbekannt sind, vor sich gehen. Sie entstehen wahrscheinlich durch die Reibung zwischen den Molekülen der verriebenen Substanz und den Molekülen des Milchzuckers. Außerdem wird die Oberfläche der Partikel in einem ähnlichen Verhältnis vergrößert wie etwa die von Sägespänen im Verhältnis zu dem entsprechenden Holzstück. KIRCHHOFF und BUNSEN *) haben die Bedeutung der Oberflächenvermehrung gezeigt. Sie verrieben 3 Milligramm chlorsaures Natrium mit Milchzucker und verdampften diese Mischung in einem Zimmer von 60 m³, an dessen anderem Ende sie eine Flamme aufgestellt hatten. Trotz der hochgradigen Dispersion der Ursubstanz konnte man nun mit bloßem Auge das Vorhandensein von Natrium in der Flamme feststellen und spektroskopisch bestätigen. Durch dieses Experiment kann man also dem bloßen Auge eine außerordentlich kleine Menge von Natriumchlorat sichtbar machen, u. zw. weniger als ein Trillionstel eines Milligramms.

Es ist sehr wahrscheinlich, daß die enorme Oberflächenvermehrung eine Rolle hierbei spielt und daß sie zum Teil auch die beträchtliche Wirkung erklärt, welche unendlich kleine Mengen von Arzneimitteln, die diesem Verfahren unterzogen wurden, auf den lebenden Körper ausüben. Aber darüber hinaus: Die biologische Wirkung der Verreibungen wird nicht schwächer, auch wenn man das oben erwähnte Verfahren wiederholt; obwohl jede folgende Verreibung dann nur ein Hunderstel von der Arzneisubstanz der vorangegangenen Verreibung enthält.

Man kann sogar sagen, daß nach einer einzigen Verreibung die pharmakologischen Eigenschaften nur schwach zum Vorschein kommen. Aber beim Fortführen des Verfahrens (d. h. wenn man nach einer Stunde Verreiben wieder 0,1 Gramm verriebenes Pulver nimmt, es abermals mit 10 Gramm Milchzucker mischt und diese Mischung noch einmal eine Stunde lang verreibt, dann dieses Spiel ein drittes Mal wiederholt usw.) wird man eine homöopathische Dynamisation (als C 3 bezeichnet) erhalten, in welcher die therapeutischen Kräfte

---

*) BUNSEN: berühmter deutscher Physiker, Erfinder der Spektralanalyse.

schon in einem bestimmten Grade entwickelt sind. Dabei enthält diese 3. Verreibung oder Trituration fast nichts mehr von der Ursubstanz, nämlich nur noch 0,000 001 Gramm bzw. 0,001 Milligramm. Wenn nun eine solche Verreibung einem Patienten verabreicht wird, dessen Krankheitsbild wirklich dem betreffenden Mittel entspricht, löst sie eine wesentlich stärkere Wirkung aus als das gleiche Arzneimittel in konzentrierter, nicht verriebener Form. Diese Wirkungsverstärkung geht so weit, daß Substanzen, die im R o h z u s t a n d v ö l l i g i n a k t i v s i n d, z. B. *Lycopodium, Calcium carbon., Silicium, Gold, Platin, Silber* usw., d u r c h d i e s e s V e r f a h r e n t h e r a p e u t i s c h e K r ä f t e b e k o m m e n, die zu den wertvollsten zählen, die wir auf dieser Welt kennen. Bemerken wir dazu noch gleich, daß diese therapeutische Kraft nicht auf analoge Weise wie in der Schulmedizin angewandt werden kann, d. h. nicht gegen eine auf klinische Weise beschriebene Krankheit. Die HAHNE-MANNschen Dynamisationen beseitigen die krankmachenden Faktoren; aber diese Faktoren lassen sich nicht an der anatomisch-pathologischen Veränderung als solcher (bzw. am Krankheitsnamen) erkennen, sondern einzig und allein an den charakteristischen Symptomen, die der Organismus neben der klinischen Veränderung hervorbringt.

Nach dieser Abschweifung kommen wir zu unseren Dynamisationen zurück. Wenn man das Verfahren weiter fortsetzt, d. h. abwechselnd verreibt und verringert, erhält man immer höhere Verdünnungen. Man kann jedoch zweckmäßigerweise auch 0,1 Gramm der 3. Verreibung in 100 Tropfen Weingeist auflösen, statt das Verfahren nur mit Milchzucker zu wiederholen. So bekommt man die 4. Verdünnung. Wenn man jetzt einen Tropfen der letzteren nimmt, 100 Tropfen Weingeist dazugibt und dann kräftig schüttelt, kommt man zur C 5. Indem man dieses Verfahren wiederholt, d. h. immer auf 100 verdünnt und jeder neuen Verdünnung 10 kräftige Schüttelstöße versetzt, wird man unendlich hohe Verdünnungen erhalten. Jede Substanz wird bei diesen Verdünnungen verschwunden sein, etwa von der C 9 ab; die C 10 ist also u n s t o f f l i c h. Wenn wir diese verschiedenen Verdünnungen therapeutisch anwenden, werden wir jedoch keine Verminderung ihrer Kraft bemerken. Besonders zwischen C 9 und C 10, wo man von der stofflichen zur unstofflichen Verdünnung übergeht, konnte noch kein Homöopath einen grundsätzlichen Unterschied feststellen. Alle diese Dilutionen sind wirksam, gleich welchen Gehalt sie haben. Selbst wenn man das Verfahren millionenfach wiederholt, wird man immer analoge, wenn auch in gewissen Beziehungen etwas unterschiedliche therapeutische Wirkungen erhalten.

Es gibt übrigens auch ein Verfahren, nach dem man jedes Mal im Verhältnis von 1:50.000 verdünnt, so daß schon die 4. Verdünnung kein Molekül der Grundsubstanz mehr enthält. Diese Lösungen, die man 50 Tausendstel- (LM-) Potenzen nennt, sind nicht weniger wirksam als die Centesimalpotenzen; jedoch muß man dann jede Verdünnung 100mal schütteln, um den schnelleren Substanzverlust durch eine Verstärkung des energetischen Faktors zu kompensieren.

Die Frage, ob die therapeutische Wirkung in dieser Verdünnungsskala zu- oder abnimmt, hat zu langen Diskussionen geführt. Die Schulmediziner haben immer ohne Bedenken behauptet, die HAHNEMANNsche Arzneibereitung sei ein Nonsens. Manche Homöopathen sind der Ansicht, der therapeutische Effekt erhöhe sich mit dem Verdünnungsgrad; andere dagegen haben sich von den Auffassungen der Schule beeinflussen lassen und auf die Anwendung der unstofflichen Verdünnungen verzichtet.

Wie dem auch sein möge, eins ist gewiß: Bei einem Leiden, wo man sonst eine C 3 während 3—4 Wochen geben muß, um zu einem Resultat zu kommen, kann eine einzige Dosis C 30 oder C 200 alle Störungen schon in wenigen Stunden oder doch Tagen völlig beseitigen und die Krankheit endgültig aufheben. Dieses Resultat erreicht man, indem man die Dosis nur ein einziges Mal gibt, ohne sie jemals zu wiederholen und ohne irgend etwas anderes hinzuzufügen. So seltsam das klingen mag, es ist jedoch so. Wir homöopathischen Ärzte haben diese Erfahrung tausendfach gemacht und unsere Kranken bezeugen das am besten. Jede Diskussion erübrigt sich gegenüber den Tatsachen. Und diese Tatsachen besagen, daß die HAHNEMANNsche Homöopathie allein mit ihren Infinitesimalpotenzen Fälle geheilt hat und noch jeden Tag heilt, die keinen anderen therapeutischen Maßnahmen, schulischer oder sonstiger Art, gewichen sind, obwohl man solche manchmal über 20 Jahre lang versucht hatte.

Gibt es eine Grenze der Verdünnungen? Man hat solche, wie ich bereits sagte, bis zur millionsten Centesimale hergestellt. Um uns klarzumachen, was das bedeutet, brauchen wir uns nur kurz folgendes vorstellen: um mit einem einzigen Schritt eine C 200 oder eine LM 30 direkt herzustellen, würde alles Wasser aller Meere dieser Erde, ja sogar eine Wassermenge vom Ausmaß unserer Erdkugel nicht ausreichen, denn wir müßten hierfür 0,1 Gramm der Grundsubstanz auf einmal in einer geradezu astronomischen Menge eines Lösungsmittels auflösen. Außerdem: ein zehntel Gramm der Grundsubstanz verliert alle therapeutische Wirksamkeit, schon wenn man es in einem einzigen Hektoliter Wasser auflöst, während die millionste Centesimale der gleichen Substanz wesentlich wirksamer ist als die rohe Substanz. Aber diese verstärkte Wirksamkeit kann einzig und allein nur dann auftreten, wenn e i n e a b s o l u t e Ü b e r e i n s t i m m u n g zwischen dem Heilmittel und den vitalen Schwingungen des Kranken besteht, so daß die Dynamisation bei letzterem eine Art R e s o n a n z p h ä n o m e n auslösen kann, ähnlich wie es beim Telephon der Fall ist.

Man kann also sagen, die homöopathische Arznei wirkt n i c h t durch ihren Substanzgehalt, sondern durch eine s p e z i f i s c h e E n e r g i e, die in ihr durch die Verfahren der Verreibung und der Verschüttelung entwickelt wird. Diese Energie erschöpft sich nie. Aber je höher die Dynamisation ist, umso genauer muß die Heilmittelwahl sein, wenn man eine S c h w i n g u n g s r e s o n a n z im kranken Organismus auslösen will.

Der therapeutische Faktor der homöopathischen Dynamisation scheint sich demnach im Lösungsmittel und nicht in der Arzneisubstanz zu befinden. Letztere prägt nur einen ersten Abdruck und damit die Wellenlänge, während es sich in der Folge wahrscheinlich nur mehr um das Phänomen der Induktion handelt, wie wir es von der Elektrizität her kennen. Jeder kennt den Magnetismus bzw. die elektrischen Phänomene, die man durch einfaches Reiben einer Harzstange erzeugen kann, oder auch die Induktion, die in einer Spule entsteht, sobald man sie in die Nähe einer anderen Spule bringt, welche unter der Einwirkung von elektrischem Strom steht. Alle diese Phänomene sind nicht materieller Natur und benötigen zu ihrer Äußerung kein chemisches Agens. Sie können sogar aus der Ferne erzeugt werden. Das einzige, was zur Manifestation dieser Energien nötig ist, ist eine bestimmte Anordnung. Diese Rolle obliegt bei unseren Dynamisationen dem Lösungsmittel.

Man könnte fragen, warum sich die Homöopathen nicht mit „vernünftigen" Dynamisationen, etwa der 30. oder allenfalls der 50. begnügen. Ist es vielleicht nur eine Vorliebe, mit Zahlen zu jonglieren, die sie dazu bringt, Potenzen bis zur 1000sten, 10 000sten oder sogar millionsten Centesimale anzuwenden?

Bestimmt nicht! Jeder Grad der Dynamisation hat seinen eigenen Wirkungsbereich. Wir können hier nicht tiefer auf dieses Problem eingehen. Es muß dem Leser genügen zu wissen, daß der menschliche Organimus aus verschiedenen koordinierten Systemen besteht, d. h. aus dem physischen Körper, aus der Lebenskraft, dem Sinnesleben und dem Seelenwesen. Die Erfahrung zeigt, daß die tiefen Potenzen mehr auf den Zellchemismus wirken, die mittleren auf die Lebens- und Sinneskräfte, die Hochpotenzen aber vor allem auf das Seelenleben. Die Wahl des Verdünnungsgrades hängt daher vom Sitz der Krankheit ab. Wenn die Gleichgewichtsstörung, als eigentliche Ursache der Störungen, in der vitalen Sphäre liegt, ziehen wir mittlere Potenzen vor, während wir zu Hochpotenzen greifen müssen, wenn wir an die seelischen Störungen herankommen wollen.

Man kann verstehen, daß die Physiker versucht haben, den therapeutischen Wirkfaktor mit Hilfe hochempfindlicher Apparate und Spezialkonstruktionen nachzuweisen. Nach langen erfolglosen Versuchen konnten 3 Physiker, Dr. HEINZ, Deutschland, Dr. GAY, Lyon, und M. RISTORI, Rom, diesen energetischen Faktor bestimmen, und zwar mittels einer Kurve der Dielektrizitätskonstante, die für jede Grundsubstanz spezifisch verläuft und bei jedem Verdünnungsgrad derselben die gleiche bleibt. Es ist sogar gelungen, die Grundsubstanz in Potenzen von C 200 zu identifizieren, obgleich der Experimentator den betr. Bestandteil nicht kannte.

Manche Schulmediziner haben mir im Lauf von Diskussionen gesagt, wenn man die Ursubstanz einer unstofflichen Potenzierung identifizieren könnte, so würde das für sie die Sache ändern, und ihre Einstellung zur Homöopathie würde positiver werden, sobald solche Versuche allgemein anerkannt und bestätigt wären. Ich habe ihnen geantwortet, diese Versuche seien zweifellos sehr interessant und könnten beweisen, daß die Homöopathen schon immer gute Beobachter gewesen sind, aber wir hätten nicht nötig, den Beweis der Wirksamkeit unserer Dynamisationen durch die Physiker abzuwarten, denn wir könnten deren Heilwirkungen ja täglich bei unseren Kranken beobachten. Auf jeden Fall habe ich mehr Zutrauen zu meinen eigenen täglichen Beobachtungen als zu Laboratoriumsuntersuchungen, die uns ja praktisch doch nichts einbringen, was wir nicht schon längst wüßten. Trotzdem begrüßen wir diese Versuche und hoffen, daß sie für die Homöopathie von Nutzen sein werden. Sie haben jedoch bisher noch nichts dazu beigetragen, die Wahl der homöopathischen Dynamisationen genauer oder sicherer zu gestalten.

Ein Homöopath, der auf die Behandlung nach HAHNEMANN verzichten wollte, weil man das bei der Herstellung der Dynamisationen in Frage kommende physikalische Phänomen noch nicht erklärt hat, wäre einem Bauern oder einem Gärtner vergleichbar, der mit der Aussaat der Samen warten würde, bis die Biologie ihm das Wunder des entstehenden Lebens erklärt hätte. Inzwischen würde die ganze Menschheit Hungers sterben. Wir können von Glück sagen, daß die ersten Landwirte keine Wissenschaftler waren, sondern schlichte, gute, unmittelbare Naturbeobachter, die ganz einfach das Verfahren nachmachten, das die Natur selbst anwendet, um die Pflanzen sprießen zu lassen, und die sich um nichts kümmerten, was auch die Weisen nicht wissen und höchstwahrscheinlich niemals wissen werden. Dank dieser einfachen Landwirte hat die Menschheit sich noch stets ernähren können.

Und dank eines ausgezeichneten Beobachters auf medizinischem Gebiet, des unsterblichen HAHNEMANN, haben wir gelernt zu heilen. Die Landwirte wissen nicht, warum ihr Getreide sprießt, und die Homöopathen wissen nicht, warum ihre Dynamisationen heilen. Sie haben's jedoch erfahren — jeder auf seinem Gebiet — und sie wissen, nach welchen Grundsätzen es gut ist zu verfahren.

Unter diesem Gesichtspunkt soll man das Problem der Homöopathie angehen. Wir Homöopathen versichern seit 150 Jahren, auf millionenfache Beobachtungen gestützt, daß Heilung erzielt wird, wenn man auf das HAHNEMANNsche Verfahren zurückgreift. Aber die Schulmediziner bestreiten unsere Behauptungen a priori, indem sie unser Kritikvermögen oder sogar unseren guten Glauben in Zweifel ziehen, und maßen sich an, sie wüßten's besser und könnten ohne die vom Meister vorgeschriebene Erfahrung auskommen.

Diese Einstellung erscheint höchst seltsam, läßt sich aber in etwa erklären, wenn man daran denkt, wie schwierig es ist, die Tatsache anzuerkennen, daß ein nach der HAHNEMANNschen Methode bearbeitetes Heilmittel überhaupt noch wirksam sein kann. Andererseits ist es für den Anfänger schwer, Erfahrungen zu sammeln; denn man muß zur Wahl des wirksamen Heilmittels von anderen Grundlagen ausgehen als den schulmedizinischen, die meistens allein in Betracht gezogen werden. Drittens liefern gewisse Homöopathen selbst Argumente gegen unsere Therapie, indem sie einerseits die Wirkung unserer Dynamisationen chemisch erklären wollen und andererseits die homöopathische Potenz ganz willkürlich und häufig in augenfälligem Gegensatz zu den vom Meister aufgestellten Regeln anwenden. Wesentlich ist, die e n e r g e t i s c h e N a t u r d e s L e b e n s s e l b s t zu begreifen, die eine feststehende Tatsache ist, und des weiteren die e n e r g e t i s c h e Beschaffenheit unserer Heilmittel sowie d i e m i t s i n n i g e G l e i c h s c h a l t u n g u n s e r e r t h e r a p e u t i s c h e n A g e n t i e n m i t d e r b i o l o g i s c h e n S t r u k t u r d e s K r a n k e n .

Die offizielle Pharmakologie kennt zahlreiche Heilmittel und hat unzählige Laboratoriumserfahrungen gesammelt. Sie kennt besonders die eben noch wirksamen Kleinstmengen. Jedoch untersucht sie vor allem die toxische (chemische) Wirkung im allgemeinen, ohne Unterschied der Individualität. Sie macht ihre Erfahrungen mit Vorliebe an allerlei Tieren, sogar an isolierten Organen, und kommt dadurch offenbar zu der Erkenntnis, daß eine Mindestkonzentration für jedes Heilmittel besteht, unter der es unwirksam wird.

Das Problem sieht anders aus, wenn man nicht das rohe Arzneimittel, sondern dessen e n e r g e t i s c h e S c h w i n g u n g anwendet. Man muß dann der Tatsache Rechnung tragen, daß ein solches Mittel nur auf bestimmte Personen wirkt: auf jene Kranke, deren Schwingungen mit denen der Dynamisation synchronisiert sind. Derartige Erfahrungen können nicht an Tieren gewonnen werden, denn das Tier kann weder seine Empfindungen zur Darstellung bringen, noch seinen Seelenzustand beschreiben. Gerade in diesem Bereich aber kommt die m e n s c h l i c h e I n d i v i d u a l i t ä t zum Ausdruck, d. h. die Tatsache, daß jeder Mensch sich vom anderen unterscheidet. Aus diesem Grunde wählen wir unsere Dynamisationen vor allem nach den Empfindungen und dem Seelenzustand des Kranken. Die Erfahrung zeigt, daß nur die so bestimmte Wahl gut ist. Alle diese Feinreaktionen werden beim klassischen pharmakologischen

Experiment nicht berücksichtigt. Infolgedessen kommt dabei die biologische Entsprechung zwischen Heilmittel und Individualität nicht zu ihrem Recht.

In einer Hinsicht beruht die klassische experimentelle Pharmakologie nur auf Durchschnittswerten, nicht nur hinsichtlich der Menschen und der Säugetiere, sondern fast aller Lebewesen, und läßt dabei den „kitzligen Punkt" der Individualität außer acht. Alle diese Wesen sind sich nun chemisch irgendwie ähnlich. Infolgedessen kennt die offizielle Pharmakologie nur die chemischen Effekte der Heilmittel, aber nicht deren energetische Wirkungen, die allein die vitalen Reaktionen endgültig umstimmen und so zu wirklichen Heilungen führen können.

Wenn gewisse Homöopathen die Homöopathie besser begriffen und auf die echten Grundlagen unserer Therapie mehr Gewicht gelegt hätten, würden sie vielleicht von den Wissenschaftlern besser aufgenommen worden sein. Wenn man aber Parallelen ziehen will, wo es mangels entsprechender Merkzeichen keine geben kann, und wenn man die Homöopathie als eine Art verdünnte Allopathie ausgeben will, dann wird man bei der Schulmedizin nicht viel Verständnis dafür finden.

Jedenfalls steht die Homöopathie ihrerseits nicht in Gegensatz zur Schulmedizin. Sie anerkennt alle von letzterer aufgefundenen Tatsachen, besonders die der pathologischen Anatomie und der Physiologie, ebenso fast alle Entdeckungen, welche Spezialfächer betreffen. Die Versuche von HAHNEMANN berühren nur ein einziges Gebiet der Medizin, nämlich das der medikamentösen Behandlung. Auf diesem Gebiet ist seine Entdeckung wirklich revolutionär. Sie ermöglicht eine erstaunliche Genauigkeit der Heilmittelwahl und stellt der Heilkunst energetische Medikamente zur Verfügung, die auf der Ebene der Lebenskraft, der Sinne und der Psyche ihre Wirkung entfalten, also das kranke Individuum bis in seine tiefsten Schichten wirklich umwandeln können.

B. Wie wirkt das homöopathische Heilmittel?

Die Wissenschaft hat uns diese Frage bis zur jüngsten Zeit nicht beantworten können. HAHNEMANN hatte eine dynamische Kraft (die Lebenskraft) angenommen, deren Disharmonie den menschlichen Organismus krank machen sollte; er erklärte die Wirkung der astronomischen Verdünnungen mit der Annahme, daß sie die Lebenskraft als solche beeinflussen und deren Gleichgewicht wiederherstellen. Aus der Feststellung, daß gerade die Hochpotenzen viel eingreifender und länger wirkten, zog er den Schluß, daß sie an die Lebenskraft besser angepaßt seien als die starken Drogen.

Diese Erklärung ist jedoch nicht ganz wissenschaftlich, denn sie stützt sich auf zu viele Hypothesen. Man bleibt dabei auf Vermutungen angewiesen. Diese wissenschaftliche Lücke ist ein gewisses Hemmnis für die Homöopathie.

Um diese Schwierigkeiten zu umgehen, hat die deutsche Schule, die sog. „Kritisch-wissenschaftliche Richtung", auf die hohen Dynamisationen verzichtet und sich auf die Anwendung von Arzneien in niedriger Verdünnung beschränkt. Durch ausschließlichen Gebrauch tiefer Potenzen hoffte sie leichter die Zustimmung der Schule zu finden. Das ist jedoch grundfalsch. Das HAHNEMANNsche Heilmittel hat nichts gemein mit der Wirkungsweise der allopathischen Arzneien; es enthält kein einziges Molekül an Ursubstanz; es gehört nicht zum Gebiet der Pharmazie und ist völlig verschieden davon. Wenn man diese Grundwahrheit begriffen hat, kann man noch besser seine Wirkung verstehen und sein aktives Wesen erfassen.

PARACELSUS hat uns den Schlüssel zu diesem Problem geschenkt. Mit seiner Konzeption der fünffachen Organisation des Menschen hat er die Grundlagen gegeben, die uns eine Vorstellung der Vorgänge ermöglichen.

Wenn der Mensch nur einen physischen Körper hätte und wenn das Leben durch physikalische und chemische Reaktionen verursacht würde, könnten wir das normale und anomale Leben durch chemische Kräfte beeinflussen, etwa durch Arzneien der amtlichen Pharmakopoe. Diese Auffassung kann aber nicht richtig sein. Der physische Körper ist nicht das „primum movens". Das „primum movens", der Urquell, ist eine unsichtbare Energie, die Lebenskraft. Diese Energie ist schon im Ei und im Spermatozoon vorhanden. Nach der Befruchtung bildet sie eine Art Energiezentrum bzw. elektromagnetisches Feld, welches durch seine Anziehungs- und Abstoßungskräfte auf die chemischen Körper einwirkt. Und diese ununterbrochene Einwirkung führt nach und nach zur Einverleibung chemischer Substanzen aller Art in das ursprüngliche Energiefeld. So bildet sich allmählich ein primitives Gewebe, die sog. „Morula", dann ein etwas differenzierteres Gewebe, die „Blastula", und später die „Gastrula".*) Mit der Zeit wird so der physische Körper mit all seinen Organen ausgeformt.

Jedoch bleibt die L e b e n s k r a f t hierbei immer d a s a k t i v e P r i n z i p . Sie teilt den Zellen des physischen Körpers das Leben mit. Solange alles der Reihe nach und in Ordnung vor sich geht, sind die Funktionen der Zellen und Organe normal und im Gleichgewicht. Wenn aber diese Energie disharmonisch wird, werden die Funktionen anomal. Das bezeichnet man dann als „Krankheit". Und wenn diese Energie erlischt, so ist das der Tod des Individuums.

---

*) „Morula", „Blastula" und „Gastrula": die ersten Entwicklungsphasen eines menschlichen Wesens, die wenige Stunden nach der Befruchtung der Eizelle ablaufen.

Die Schulmedizin gibt an, diese Energie sei etwas Mysteriöses und man wisse nichts von ihr. Das ist der „exakte" Standpunkt. Jedoch die Tatsache, daß der Mensch keine Instrumente und kein Organ besitzt, um diese Energie sichtbar zu machen, genügt nicht, um ihre Existenz zu leugnen. Wir kennen andere gleichfalls unsichtbare Energien, z. B. die elektrischen, magnetischen, radiophonischen Energien. Wir können sie nicht sehen und ihr Wesen nicht erkennen. Jedoch erkennen wir ihr Vorhandensein an ihren W i r k u n g e n. Ein elektrischer Motor dreht sich, weil die elektrische Energie in ihm wirkt. Das Analoge gilt für die Kompaßnadel und für das Radio. Alle diese Instrumente funktionieren nur unter dem Einfluß der bewegenden Kraft. Ebenso ist es beim physischen Körper des Menschen: er kann sich nur unter der Wirkung der Lebenskraft entwickeln und funktionieren. Wie wir die magnetische Kraft nur durch ihre Wirkungen kennen, genau so kennen wir die Lebenskraft nur durch ihre Äußerungen, die der Ausdruck des Lebens sind, zu bedeutsam und zu eindrucksvoll, als daß man sie übersehen könnte. Alle normalen Funktionen des menschlichen Organismus sind dieser Lebenskraft zu verdanken. Und auch die anomalen Erscheinungen, die wir als Krankheitssymptome bezeichnen, sind auf die Lebenskraft, aber auf eine gestörte, zurückzuführen. Die Qualität der krankhaften Symptome belehrt uns über den Charakter dieser Verstimmung. Diese Symptome sind also die einzigen Faktoren, an denen wir uns orientieren können, um eine Heilung zu ermöglichen.

Die starken Drogen der Allopathen beeinflussen nicht die Lebenskraft, sondern nur die chemischen Reaktionen des physischen Körpers. Wir brauchen aber Heilmittel, die der Kategorie der Lebenskraft entsprechen.

HAHNEMANN nun hat herausgefunden, wie man die stofflichen Arzneien in eine verfeinerte Energie umwandeln kann, welche viel feinere, unmittelbar auf die Lebenskraft einwirkende Schwingungen hat. Die Dynamisationen wirken umso gründlicher, je höher sie getrieben sind.

Jedoch wirken diese Dynamisationen nicht in jedem Fall. Nur ein Radiogerät, das genau auf die entsprechende Wellenlänge bzw. Frequenz eingestellt ist, kann das Programm eines bestimmten Senders empfangen; ebenso kann nur jene HAHNEMANNsche Dynamisation, die genau der Wellenlänge und der Frequenz der individuellen Lebenskraft entspricht, den Kranken umwandeln und heilen. Jeder Mensch, jeder Kranke ist von anderer Art. In der Tat lassen sich die Gewebe und Körpersäfte eines Menschen nie durch die eines anderen ersetzen. Alle überpflanzten Gewebe werden sehr schnell resorbiert, zerstört oder durch körpereigenes Gewebe ersetzt. Manchmal entstehen heftige Schockwirkungen, die sogar das Leben des Empfängers gefährden können (Übertragung von Blut einer fremden, ja sogar der gleichen Gruppe, Seruminjektionen usw.). Die HAHNEMANNsche Dynamisation wirkt nur unter der Voraussetzung, daß sie ganz genau der „Wellenlänge" und der „Frequenz" des Krankheitszustandes des jeweiligen Kranken entspricht.

Wenn diese beiden Bedingungen erfüllt sind, kommt das HAHNEMANNsche Heilmittel zur Wirkung, u. U. sogar zu einer sehr starken Wirkung. Es entsteht dann eine Art Resonanzwirkung. Eine Stimmgabel wird nur durch akustische Wellen von bestimmter Länge in Schwingung versetzt; sie bleibt stumm, wenn Wellen anderer Frequenzen auf sie einwirken. So wird auch die Lebenskraft nur durch die ihr entsprechende Dynamisation beeinflußt und reagiert auf keine andere.

Auf welche Weise findet man nun das Heilmittel, das in dynamisierter Form den gewünschten Heileffekt hervorbringt? — Nur durch die Summe aller Krankheitserscheinungen, d. h. durch die Symptomengesamtheit, die uns der Kranke darbietet.

In der Totalität der Symptome kommt der Charakter der Störung der Lebenskraft zum Ausdruck und diese Totalität der Symptome ist das einzige Phänomen, das wir durch unsere Sinnesorgane feststellen können. Wir haben keinen anderen Weg für die Heilmittelwahl.

Das Problem der Heilung läßt sich also folgendermaßen zusammenfassen: Die gestörte Lebenskraft verursacht auf den höheren Ebenen und im physischen Körper anomale Erscheinungen, durch welche die jeweilige Störung zum Ausdruck gebracht wird. In der Natur gibt es unzählige Substanzen, und jede hat ihre besonderen Eigenschaften. Für jeden krankhaften Zustand existiert im Grunde eine Naturkraft, die fähig ist, jenen wieder auszugleichen. An uns liegt es nun, d i e j e w e i l s p a s s e n d e S u b s t a n z a u s f i n d i g z u m a c h e n. HAHNEMANN hat eine große Zahl der Substanzen geprüft. Indem er sie in massiven Dosen und in Dynamisationen gesunden Menschen verabreichte, konnte er bei entsprechend veranlagten Personen zahlreiche, für die jeweilige Substanz charakteristische Krankheitssymptome erzeugen. Andererseits hat sich erwiesen, daß eine Verwandtschaft besteht zwischen dem eine bestimmte Symptomatik hervorrufenden krankmachenden Agens und jenem Mittel, das bei einem für es empfänglichen Gesunden die analogen Symptome auslöst. „Wellenlänge" und „Frequenz" der beiden pathogenetischen Faktoren müssen sich entsprechen. Wenn wir also das fragliche Heilmittel verabreichen, beeinflussen wir den Organismus des Kranken durch eine Naturkraft, die mit dem für die Krankheit verantwortlichen Agens verwandt ist. Die Erfahrung zeigt nun ohne weiteres, daß ein nach diesen Grundsätzen gewähltes Mittel den durch das Krankheitsagens hervorgerufenen Zustand aufheben kann. Es trifft sich gut, daß dem so ist. Es ist ein Naturgesetz, gleich dem der

Schwerkraft. Wir wissen nicht, warum dieses Gesetz existiert, noch weniger kennen wir die Gründe des Gravitationsgesetzes. Jedoch — das Gesetz ist da. Das muß uns genügen.

Damit die Arznei wirkt, muß man sie dynamisieren, d. h. sie umwandeln. Die rohe Droge hat keine Wirkung auf die Lebenskraft; sie wirkt nur chemisch auf die Zellen ein und das genügt nicht. Dadurch aber, daß HAHNEMANN seine Heilmittel dem Prozeß der Verreibung, der Dilution und der Verschüttelung unterwarf, verwandelte er ihre chemischen Qualitäten in feinere energetische Qualitäten, welche die Lebenskraft beeinflussen und ihre Störungen wieder ins Gleichgewicht bringen.

Das Problem der Heilung besteht also darin, für jeden einzelnen Kranken in der Natur jene Kraft ausfindig zu machen, die das gestörte Gleichgewicht seiner Lebenskraft, die Ursache seines Leidens, behebt. Das Ähnlichkeitsprinzip ermöglicht es, die entsprechende Substanz zu finden, während das Verfahren der Dynamisation imstande ist, die energetischen Schwingungen dieser Substanz bis zur Stufe der Lebensschwingungen zu erhöhen. Sodann entsteht eine Resonanzwirkung, die gestörte Lebenskraft findet ihr Gleichgewicht wieder und, statt krankhafte Symptome zu erzeugen, lenkt sie das Leben wieder in normaler Weise, was wir als Gesundheit bezeichnen.

Man muß die einem Organismus gleichende HAHNEMANNsche Dynamisation als eine Art Radiosender betrachten, der im jeweiligen Organismus R e s o n a n z p h ä n o m e n e a u s l ö s t , d. h. k o r r e s p o n d i e r e n d e S c h w i n g u n g e n , d i e a b e r u n e n d l i c h m ä c h t i g e r s i n d a l s j e n e , d i e v o n d e r D y n a m i s a t i o n a l s S e n d e r a u s g e h e n . Deshalb ist es nicht einmal notwendig, die Dynamisation durch den Mund einzunehmen. Es genügt häufig schon, sie in Kontakt mit den Sinnesorganen zu bringen, z. B. daran zu riechen, um eine Heilwirkung zu erzeugen. HAHNEMANN gibt diese Methode der Heilmittelapplikation an und ich selbst habe ihre Wirksamkeit erprobt.

C. Die verschiedenen Wirkungsarten des homöopathischen Heilmittels

Das Prinzip der Wirkung des homöopathischen Heilmittels haben wir im vorstehendem erklärt. In der Praxis beobachten wir indessen verschiedene Wirkungsarten. Das ist nicht weiter erstaunlich, denn das Leben bringt so vielfältige Erscheinungsformen hervor, daß deren Folge auch verschiedene Heilungsarten sein müssen.

Therapeutisch am einfachsten liegt es beim akuten Krankheitsfall. Hier ist die biologische Störung relativ oberflächlich. Die Lebenskraft ist wenig angegriffen und versucht, das gestörte Gleichgewicht mit eigenen Mitteln wiederherzustellen. Es entstehen dann heftige Reaktionen im kranken Körper, Reaktionen, die als akute Krankheiten bekannt sind. Wenn man die Tätigkeit des Organismus nicht durch irgendwelche Eingriffe stört, gelingt es ihm in den meisten Fällen, die Gleichgewichtsstörung zu überwinden, und das Resultat ist völlige Heilung.

In gewissen Fällen jedoch sind die Reaktionen so stark, daß der Kranke Gefahr läuft, daran zu sterben. In anderen Fällen kann die natürliche Krankheitsentwicklung sehr langwierig sein und den Gesundheitszustand des Kranken derart beeinträchtigen, daß der Patient viel Zeit braucht, um wieder zu Kräften zu kommen. Während der ganzen Zeit ist dann seine Umgebung in beständiger Angst und befürchtet jeden Augenblick den Hingang des Kranken. Der Arzt wird gerufen und soll dem Patienten helfen. Meistens kann in diesen Fällen die Wahl des Heilmittels nach dem Ähnlichkeitsgesetz getroffen werden. Der Arzt braucht nur nach jener Naturkraft zu suchen, welche beim Gesunden die gleichen Symptome hervorzurufen imstande ist, die der betreffende Patient gerade zeigt (mit Ausnahme der pathognomonischen Symptome), und die Krankheit wird beträchtlich abgekürzt, auch die Gefährdung wird geringer sein und die lästigen Folgen der heftigen Reaktionen machen sich nicht so bemerkbar.

Obgleich das therapeutische Vorgehen bei den a k u t e n K r a n k h e i t e n relativ einfach ist, ist die Wirkung des homöopathischen Heilmittels hier insofern etwas schwieriger zu erklären, als wir sehr komplexe Phänomene vorfinden, die wir nicht ausreichend analysieren können. Man kann sich diesen Heilungsmodus etwa als eine Art Immunisation erklären.

Wir wissen, daß bestimmte, sich ähnelnde Krankheiten eine gegenseitige Immunisierung hervorbringen können. Das ist z. B. bei der Pockenimpfung der Fall. Beim Rind gibt es eine Krankheit, die den menschlichen Pocken sehr ähnlich ist. Jedoch ist das Virus der letzteren und das der ähnlichen Tierkrankheit keineswegs identisch. Wenn man indessen einen Menschen mit Rindervirus impft, erkrankt er in leichter Form. Es entstehen eine oder zwei Pusteln der Rinderkrankheit, die denen der menschlichen Pocken ähnlich sind, und in der Folge bleibt der Organismus gegen die menschlichen Pocken immun, obwohl er niemals daran erkrankt war.

Die Wirkung des HAHNEMANNschen Heilmittels bei den akuten Krankheiten muß dem Effekt der JENNERschen Impfung analog sein. Obwohl wir den Mechanismus der immunisierenden Impfwirkung nicht kennen, wenden wir dieses Verfahren an, um die Menschen vor den Pocken zu schützen, die unendlich gefährlicher sind als die Rinderkrankheit. [1]) (Vgl. Fußnote 1 auf S. 61.)

Es bestehen jedoch auch Unterschiede zwischen Impfungen und dem HAHNEMANNschen homöopathischen Heilmittel. Ähnliche Krankheiten zu finden, ist ziemlich schwer. Das ähnliche Heilmittel aber ist fast immer ausfindig zu machen. Ferner kann die Impfung, d. h. also die Übertragung einer echten Krankheit, nicht während des Verlaufs einer Krankheit angewandt werden. Denn praktisch unterdrückt bereits die entstehende Krankheit, weil sie stärker ist als das Virus einer Impfkrankheit, die letztere, macht also den Impfeffekt unwirksam, wie zahlreiche Erfahrungen beweisen. [2] Das homöopathische Mittel dagegen gehört einer anderen Kräftekategorie an und setzt sich immer durch, auch wenn die Krankheit schon da ist. Es ist immer wirksam, wenn die Wahl richtig war. Das homöopathische Verfahren ist daher in allen Fällen anwendbar.

Die akuten Krankheiten bieten noch eine andere interessante Eigenart: da ihre Störungen an der Oberfläche verlaufen, braucht man die homöopathischen Heilmittel nicht sehr hoch zu potenzieren. Man kann das natürlich tun, aber sie wirken hier auch in tiefen Potenzen, manchmal sogar in allopathischen Dosen, vorausgesetzt daß sie der Ähnlichkeitsregel entsprechen. Die bei den akuten Krankheiten erzielten Erfolge haben zum Teil den Tiefpotenzlern Recht gegeben, deren Erfahrungen, wenigstens in diesen Fällen, beweiskräftig sind.

Bei ganz vollkommener Heilmittelwahl aber, d. h. wenn wir wirklich die Naturkraft gefunden haben, die dem fraglichen Krankheitsagens völlig entspricht, geben wir das Heilmittel am besten in höheren Dynamisationen. Jeder homöopathische Arzt, der so vorgeht, wird immer wieder durch den fast schlagartigen Erfolg dieses Verfahrens beeindruckt. Nicht selten beseitigt eine Hochpotenz die Krankheit endgültig schon in wenigen Stunden, manchmal sogar in Minuten, so daß völliges Wohlbefinden noch am gleichen Tage wiederkehrt und der Kranke glaubt, seine Krankheit eher geträumt als wirklich durchgemacht zu haben.

Während der Grippe im Frühjahr 1951 hatte ich dieses Glück bei 41 Patienten. Kranke, die noch am Nachmittag eine Temperatur von 40^0, Mattigkeit, allgemeine Zerschlagenheit, unerträglichen Durst und andere Grippesymptome hatten, waren am selben Tage schon wieder auf dem Damm und bereit, am nächsten Tag ihre Arbeit wieder auf-

---

[1] Die Pockenimpfung ist reine Homöopathie; aus diesem Grunde ist sie die einzige Impfung, die eine sichere und jahrelange Immunisierung vermittelt. Alle anderen Impfungen sind weniger sicher und von kürzerer Wirkungsdauer.
[2] Im entgegengesetzten Fall, d. h. wenn man menschliches Virus, welches stärker ist als das Rindervirus, anwenden würde, könnte man die Rinderkrankheit zwar unterdrücken. Aber in der Praxis wäre dies wenig zweckmäßig, denn eine gutartige Krankheit durch eine schwere zu ersetzen, um erstere zu heilen, würde bedeuten, daß man den Kranken viel stärker gefährdet, als wenn man der gutartigen Krankheit freien Lauf ließe.

zunehmen. Bei solchen Zuständen wirkt die Hochpotenz wirklich so, als hätte man die Krankheit mit einem Schwamm weggewischt. Aber um genau zu sein, muß man sagen, daß dieses Phänomen ausschließlich bei sehr akuten Krankheiten auftritt und nur unter der Voraussetzung, daß die Mittelwahl gánz vollkommen war.

* * *

‾Die chronische Krankheit zeigt ein ganz anderes Gesicht. Wie wir schon wissen, ergreift sie Menschen, deren Lebenskraft durch eine minderwertige Erbmasse beeinträchtigt ist. Das Erbleiden wird häufig verschlimmert durch die Folgen schwerer, falsch behandelter oder gewaltsam unterdrückter Krankheiten, die nicht wirklich ausgeheilt worden sind. Der Organismus kann dann nicht mehr in normaler Weise reagieren, weil man vorher, als er das Übel noch aus eigener Kraft hätte heilen können, seine Abwehrkräfte gehemmt hat, mit dem Erfolg, daß er später mit den eingewurzelten Störungen nicht mehr fertig wird.

Die Beobachtung der Heilungen von chronischen Krankheiten zeigt uns deutlich, daß fast immer der Umsatz von einem oder mehreren Grundstoffen, z. B. von Calcium, Magnesium, Kalium usw., mangelhaft ist, oder mit anderen Worten, daß die von Geburt an gestörte Lebenskraft den p h y s i s c h e n K ö r p e r n i c h t i n v o l l k o m - m e n e r W e i s e a u f b a u e n k o n n t e. Ihre Arbeit war ungleichmäßig. Zum Beispiel: in dem einem Organismus fehlt es an Calcium, während Kalium im Überschuß vorhanden ist. Die Folge ist eine Entordnung der vitalen Funktionen und weiterhin ein Mangel an Abwehrkraft. In einem anderen Organismus kann zu wenig Silicium vorhanden sein und dessen Antagonist, Fluor, überwiegen, — eine Gleichgewichtsstörung, die ein analoges Absinken der Abwehrkraft hervorrufen wird, was sich jedoch auf etwas andere Art und Weise äußern könnte. In einem dritten Fall wird etwa Natrium in ungenügender Menge vorhanden sein, Kalium dagegen im Überschuß, eine Gleichgewichtsstörung, aus der wieder ein anderer Fehler entstehen kann, welcher seinerseits aber gleichfalls zu einer ungenügenden Abwehrkraft führt. Diese wenigen Beispiele mögen genügen. Offensichtlich kann das gestörte Gleichgewicht jedwedes Element des physischen Körpers betreffen. Ein solcher Organimus kann dann nicht mehr normal funktionieren und chronische Krankheiten sind die Folge davon.

Die Schulmedizin hat ebenfalls derartige Beobachtungen gemacht. Sie weiß z. B., daß Rachitis mit Calciummangel einhergeht, und hat als Gegenmaßnahme die Verabreichung von Calcium versucht. Aber die Resultate waren schlecht, weil der Fehler nicht in einem Calciummangel der Nahrung besteht, sondern eher in einer biologischen Mangelhaftigkeit des Organismus selbst, der Calcium n i c h t a s s i -

m i l i e r e n k a n n. Das ist der Grund, warum es an Calcium man-
gelt. Manchmal hat die Verabreichung von Calcium im Überschuß
sogar eine toxische Wirkung, analog der Einverleibung von zu viel
Fett in einen Magen, der es nicht verträgt. Jede unzureichend assi-
milierte Substanz wirkt als Gift, und die toxische Wirkung ist umso
größer, je mehr man davon gibt. Die Verabreichung von Calcium
führt dann z. B. zu Entkalkung.

Die Schulmedizin hat diese Wahrheit jetzt begriffen und beginnt
sich der Auffassung HAHNEMANNS anzuschließen, die dieser schon vor
über 100 Jahren auf Grund einer peinlich genauen Beobachtung
erarbeitet hatte.

Das Phänomen betrifft nicht nur die Rachitis. Im Prinzip ist jede
Verabreichung einer fehlenden Substanz schädlich. Wenn man sie
jedoch als Hochpotenz gibt, ist sie nicht mehr schädlich, sondern
gleicht im Gegenteil den Mangel an Lebenskraft aus, die dadurch
instand gesetzt wird, die betreffende Substanz zu assimilieren, und
so mit der Zeit die Schäden behebt, welche durch deren Nichtvor-
handensein entstanden sind, wie hunderttausende von Beobachtungen es zweifellos beweisen.

Die Behandlung der chronischen Krankheiten besteht daher in
erster Linie darin, die mangelhaften Stoffwechselvorgänge durch Ver-
ordnung homöopathischer Hochpotenzen zu korrigieren. Nur die
energetischen Heilmittel von HAHNEMANN können diese Wirkung hervorbringen, nicht aber die rohen Substanzen, ja meistens nicht einmal die Tiefpotenzen der an sich passenden Heilmittel.

Man kann sagen, daß die Heilwirkung des antipsorischen [1]) Mittels
bei chronischen Krankheiten leichter zu begreifen ist als die der
Mittel für akute Fälle, weil die akute Krankheit ein Lebensphänomen
ist, das nur vorübergehende, aber komplexe und manchmal starke
Spuren im physischen Körper hinterläßt. Bei den chronischen Krankheiten dagegen ist der physische Körper bereits in seinen tieferen
Schichten betroffen. Er ist fehlerhaft infolge einer von Geburt an
disharmonischen Funktion der energetischen Urgründe. Folglich müssen vor allem diese Fehler behoben werden und das erfordert für
gewöhnlich Heilmittel aus dem Mineralreich, die eine verlängerte
Wirkungsdauer haben müssen, um den notwendigen Umschwung
herbeizuführen. Die Erfahrung zeigt gewöhnlich, daß jeder falsch ein-
gestellte Stoffwechsel 1—2 Monate braucht, um vorläufig wieder zu
funktionieren. Jedoch ist der Organismus nach Ablauf dieser Zeit
noch nicht wieder ganz im Gleichgewicht, sondern neigt immer
noch zu Rückfällen in seine alten Fehler. Aus diesem Grunde ist es
unerläßlich, den beeinträchtigten Stoffwechsel noch längere Zeit zu

---

[1]) antipsorisch: HAHNEMANN bezeichnete als „Psora" die einheitliche Grundlage
aller chronischen Krankheiten, die durch einen fehlerhaften Mineralstoffwechsel verursacht sind.

überwachen, um dem Organismus neue energetische Impulse geben zu können, sobald sich eine neuerliche Dysfunktion bemerkbar macht. Dieser Einsatz kann 1—2 Jahre beanspruchen und nacheinander 8 bis 10 Kuren mit immer höher potenzierten homöopathischen Mitteln notwendig machen.

Oft sind mehrere Stoffwechselvorgänge zur gleichen Zeit fehlerhaft, so daß die Heilung dann eine beträchtliche Zeit erfordert, die etwa für 2 Stoffwechselfehler zwischen 4 Monaten und 4 Jahren schwankt, für 3 gleichzeitige Fehler zwischen 6 Monaten und 6 Jahren usw.

Man trifft häufig auf Fälle, wo fast der gesamte Stoffwechsel fehlerhaft ist. Man muß dann beinah alle Substanzen verordnen, aus denen der Körper normalerweise besteht. Das erfordert natürlich viel Zeit. Das Problem wird noch komplizierter durch die Tatsache, daß gewisse Stoffwechselfunktionen sich nur unvollständig wiederherstellen lassen, solange eine bestimmte andere Funktion noch nicht wieder in Ordnung ist. Man muß also die richtige Reihenfolge der Heilmittel kennen, um vor allem diejenigen Stoffwechselvorgänge wiederherzustellen, die für das Funktionieren der übrigen unbedingt notwendig sind. Manchmal muß man sogar provisorisch eines der einschlägigen Mittel geben, nur um den Boden für ein anderes Mittel vorzubereiten. Erst wenn die zweite Stoffwechselfunktion dann wiederhergestellt ist, wird man auf die ihr vorangehende Störung zurückkommen und diese ihrerseits endgültig beheben können. Solche Kuren können bei erblich belasteten Kranken viele Jahre dauern. Das erscheint lang, aber ich sage meinen Kranken immer wieder: „Besser spät als nie." Da sie meistens schon alle nur möglichen und überhaupt erdenklichen Kuren durchgemacht und erhebliche Geldsummen geopfert haben, hält die Mehrzahl von ihnen durch und wird schließlich durch ihre Ausdauer belohnt.

Die homöopathische Kur läßt sich überdies mit einer allopathischen Behandlung gar nicht vergleichen. Der Kranke braucht nur das Mittel nehmen und kann dann abwarten; alles andere kommt von selbst. Die Kuren werden auch dadurch erleichtert, daß der Kranke eine Besserung seines Zustandes schon vom ersten Mittel an zu spüren beginnt. Jedoch hält diese erste Besserung häufig nicht vor; sie wird manchmal vorübergehend von Perioden unterbrochen, die die Geduld des Kranken und des Arztes auf die Probe stellen. Man erlangt eben nichts Gutes ohne eine gewisse Ausdauer und Geduld. Warum sollte Gesundheit, dieses kostbare Gut, ohne Anstrengung und ohne Bewährung erworben werden, wo doch die Anschaffung viel unwichtigerer Dinge oft so lange Mühen erfordert? Wer nur ein wenig nachdenkt, muß zu dem Schluß kommen, daß dies unnatürlich wäre. Seien wir der Vorsehung dankbar, wenn sie uns überhaupt eine, wenn auch nur allmähliche Heilmöglichkeit für erblich belastete Wesen gibt.

Wenn man unablässig den von HAHNEMANN so gut vorgezeichneten Weg verfolgt, kann man chronisch Kranke oft selbst noch in hoffnungslosem Zustand heilen. Nur die Homöopathie kann das, während alle anderen Methoden lediglich Linderung bringen. Der Homöopathie gelingt es, weil sie die infolge wiederholter und chronisch gewordener Krankheiten in Unordnung geratene Lebenskraft durch ihre dynamisierten Mittel beeinflussen kann. Als Fachmann und Sachkenner kann man nur versichern, daß so schwere Zustände sich niemals entwickeln würden, wenn die Eltern gleich beim Auftreten der ersten krankhaften Symptome bei ihren Kindern einen sachverständigen Homöopathen zugezogen hätten, denn dieser hätte die primären Stoffwechselstörungen entdeckt und sie noch vor der Umwandlung in sich wiederholende, chronische Krankheiten geheilt. Wie viel Leiden, Angst und Unglück wären vermieden worden und wie viele Kuren und Operationen hätten gespart werden können, wenn man das Übel mit den Wurzeln entfernt hätte, solange es noch keinen wesentlichen Schaden angerichtet hatte. Die von Kindheit an homöopathisch richtig behandelten Patienten werden fast niemals krank; die Erfahrung bestätigt das ganz eindeutig.

IV.
Schlußfolgerungen

1. Die homöopathische Erfahrung zeigt, daß die Hauptursachen der meisten, besonders der rückfälligen und chronischen Krankheiten schon im Keimplasma vorhanden sind. Letzteres enthält alle Konstitutionsfehler der Vorfahren als dominante oder rezessive Faktoren und bildet so den Boden für die Krankheitsentstehung.

2. Eine gründliche Heilung wäre niemals möglich, wenn der Arzt nicht imstande wäre, diesen Boden umzuwandeln, d. h. ihn zu sanieren.

3. Die besagten Fehler sind nicht stofflicher, sondern energetischer Art, so wie das Wesen des Lebens selbst. Sie können daher nicht an Gewebsschäden (d. h. mit der schulmedizinischen Diagnostik) erkannt werden, sondern einzig und allein an zum Leben gehörenden Erscheinungen, also an ihren Symptomen.

4. Die Gleichgewichtsstörungen der energetischen Felder führen zu mangelhafter Assimilation dieser oder jener Grundsubstanzen des physischen Körpers. Infolgedessen kommt es auch zwischen diesen Grundsubstanzen zu Gleichgewichtsstörungen, die jedoch so subtil sind, daß man sie mit Laboratoriumsmethoden nicht mehr feststellen kann.

5. Eine weitere Folge dieser gestörten Gleichgewichte ist ein Absinken der Abwehrkräfte des menschlichen Körpers. Da der Mensch dauernd von Feinden umgeben ist (Mikroben und anderen äußeren Krankheitsursachen aller Art), wird er dann häufig krank. Zuerst kommt es zu Rückfallkrankheiten, später zu chronischen Krankheiten, die nur dann geheilt werden können, wenn man die Behebung der erwähnten Gleichgewichtsstörungen ins Auge faßt.

6. Die Tatsache, daß es sich um energetische und nicht um materielle Störungen handelt, erklärt uns, warum solche gestörten Gleichgewichte durch eine direkte Untersuchung nicht zu erkennen sind und durch rohe Drogen, die zwar chemisch wirken, aber keine tiefere biologische Wirkung haben, nicht beeinflußt werden können. Um hier einen Einfluß ausüben zu können, braucht man dynamische, d. h. energetische Heilmittel, die also direkt auf die Lebensdynamik als solche wirken.

7. Erst in einer relativ späten Epoche des individuellen Lebens kommen diese ersten Gleichgewichtsstörungen auch körperlich zum Ausdruck. Sie erscheinen zuerst in Form von krankhaften Veranlagungen, dann als Rückfallkrankheiten; endlich gehen sie in chronische, gefährliche Krankheiten über, die zu frühem Verderben und vorzeitigem Tode führen. Diese traurige Entwicklung vollzieht sich umso schneller, je mehr man die akuten Krankheiten unterdrückt. Daher muß man die akute Kränkheit als einen Versuch des Organismus betrachten, die primären Gleichgewichtsstörungen zu korrigieren. Gewisse Methoden der Schulmedizin, die lediglich diese Heilreaktionen unterdrücken, ohne die wirklichen Ursachen zu beseitigen, beschleunigen infolgedessen den Lauf des Verderbens und begünstigen die chronischen Krankheiten.

8. Nur der Homöopath kann die konstitutionsmäßig über mehrere Generationen vererbten Anfangsstörungen wieder beheben. Eine Wiederherstellung ist selbst dann noch möglich, wenn die primären Störungen schon zu chronischen Krankheiten und schweren Gewebsveränderungen geführt haben, vorausgesetzt daß keine irreversiblen Zustände vorliegen.

9. Als Sachverständiger darf man sagen, daß es außerhalb der Homöopathie keine Hoffnung gibt für solche Kranke, — und das heißt: für fast alle Kranke. Praktisch sind alle anderen energetisch wirkenden Behandlungen, z. B. Höhenkuren, Meerbäder, Diätkuren, physikalische Therapie usw., nicht spezifisch genug und infolgedessen nicht imstande, das gestörte biologische Gleichgewicht als die eigentliche Krankheitsursache von Grund auf zu heilen. Das ist durchaus verständlich, denn keine andere Behandlung richtet ihr Augenmerk auf die biologische Wirksamkeit; die Schulmedizin greift nur an den Endzuständen (den Gewebserkrankungen) an, deren wirkliche Ursachen sie jedoch nicht kennt.

10. Die Aufgabe des Homöopathen besteht nicht lediglich darin, bereits ausgebildete Gewebserkrankungen zu heilen, die den physischen Körper schon ernsthaft geschädigt haben. Ihm obliegt eine viel wichtigere Aufgabe, nämlich die, schon bei den Kindern das mehrfach erwähnte gestörte Gleichgewicht wiederherzustellen, das sich im Anfang äußert als krankhafte Disposition, Ernährungsstörung, Abneigung gegen bestimmte Speisen, abnorme Nahrungswünsche usw., kurz in Form der verschiedensten Symptome. Der Homöopath wird sich auf diese „kleinen Zeichen" stützen, die in der Medizin viel zu sehr vernachlässigt werden, obwohl sie sehr genaue Indikationen für die Wahl des passenden Konstitutionsmittels liefern können.

11. Ist erst einmal die biologische Disharmonie beseitigt, so verschwinden auch alle Symptome. Die Erfahrung zeigt, daß derart behandelte Patienten in der Folge nicht mehr krank werden. Das trifft regelmäßig zu, selbst in schweren Fällen, bei denen während der ganzen Jugend eine Krankheit der anderen gefolgt ist. Diese Wiederherstellung kann fast bei allen Menschen erreicht werden, jedoch am sichersten und leichtesten, wenn man mit der homöopathischen Behandlung schon von Kindheit an beginnt, d. h. wenn man jedes Kind von Geburt an bei allen Krankheiten homöopathisch behandelt.

12. Unsere Schlußfolgerungen basieren ausschließlich auf Erfahrungen mit Kranken. Diese Erfahrungen führen zu der Gewißheit, daß die ersten Kinder- und Jugendkrankheiten nichts anderes sind als die Anfangserscheinungen der erblichen Gleichgewichtsstörungen, d. h. Heilreaktionen des Organismus zur Regulierung des verlorenen ursprünglichen Gleichgewichts. Nur der Homöopath kann, dank der von HAHNEMANN verfeinerten Funktionsdiagnostik, solche Verstimmungen schon während der frühesten Kindheit erkennen und sie durch Verabreichung der angezeigten Konstitutionsmittel korrigieren. Wieviele Leiden könnten der Menschheit erspart werden, wenn diese Wahrheit endlich von der ganzen Ärzteschaft begriffen würde!

V.
Das höchste Ideal einer Kur

Von J. T. KENT *)

Der Gegenstand dieser Abhandlung betrifft die Grundsätze einer echten Kur, wie sie im § 2 des O r g a n o n geschildert wird. HAHNE-

---

*) J. T. KENT: War erst Professor für Anatomie an der Universität von St. Louis, USA; bekehrte sich zur Homöopathie auf Grund einer großartigen Kur, die Dr.

MANN sagt dort: „Das therapeutische Ideal besteht darin, die Gesundheit rasch, bequem und sicher wiederherzustellen, d. h. die Krankheit auf dem kürzesten, sichersten und unschädlichsten Wege zu beheben und zu vernichten, u. zw. nach klaren, leicht faßlichen Prinzipien."

Wenn man das Problem mit einem Mediziner erörtert, der keine homöopathische Erfahrung hat, wird er rein verstandesmäßig sofort entscheiden, es komme darauf an, einen pathologisch umschriebenen Zustand zum Verschwinden zu bringen, d. h. wenn der Kranke z. B. an einem Hautausschlag leidet, wird der Mediziner das Verschwinden dieses Ausschlags als eine erfolgreiche „Kur" bezeichnen; wenn es sich um Hämorrhoiden handelt, wird er deren Verschwinden als Kur betrachten; bei einer Verstopfung wird ihm die Entleerung des Darminhalts gleichfalls als Kur genügen; bei einer Knieschwellung wird die Amputation des Beines in seinen Augen die richtige Behandlung sein und eine akute Krankheit meint er geheilt zu haben, wenn der Kranke nicht daran stirbt. Und auch die meisten Kranken denken so, denn man hat ihnen ja das Wesen einer Kur in diesem Sinne dargestellt. Der Kranke wird oft über die große Geschicklichkeit des Arztes erstaunt sein, wenn er das schnelle Verschwinden eines Hautausschlags feststellt. Wenn er dann später an viel schlimmeren, lebensbedrohlichen organischen Störungen leidet, wird er seinen Arzt wieder aufsuchen und zu ihm sagen: „Herr Doktor, Sie haben mich so wunderbar von meinem Hautausschlag geheilt; warum können Sie mich nicht von meinen Leberstörungen heilen?" Dieser gar so „wissenschaftliche" Arzt hat aber einen Fehler gemacht; er hat nach innen getrieben, was vorher an der Oberfläche und harmlos war, nun aber die inneren Funktionen angreifen kann und den Kranken allmählich dem Tode entgegenführt; das ist das beklagenswerte Ergebnis der wissenschaftlichen Unwissenheit.

Zwei Punkte des oben erwähnten Paragraphen müssen hervorgehoben werden: 1. Die Gesundheit wiederherstellen und „keine Symptome unterdrücken". „Wiederherstellung der Gesundheit" hat die Wiederherstellung des konstitutionellen Gleichgewichts als Ganzheit bei einem kranken Menschen zum Ziel, während die Unterdrückung der Symptome nicht auf die Ganzheit des Menschen abgestellt ist. Die Verstopfung, die Hämorrhoiden, eine Knieschwellung, einen Hautausschlag oder irgendwelche lokalen Erscheinungen bzw. besonderen Krankheitszeichen oder Symptomgruppen zu unterdrücken, bedeutet stets eine Vernachlässigung der Innenorganisation des Kranken. Wenn der Unterdrückung der Symptome nicht eine Wiederherstellung der Gesundheit in vollem Umfang folgt, kann man niemals von Heilung sprechen. HAHNEMANN hat in Para-

---

PHELAN bei Frau KENT durchgeführt hatte; war später Professor der Homöopathie im Missouri-Distrikt, dann in Philadelphia und schließlich in Chicago.

graph 1 gesagt: „Die einzige Aufgabe des Arztes ist es, die Gesundheit der kranken Menschen wiederherzustellen"; der Arzt darf also nicht einfach Symptome unterdrücken oder nur das äußere Symptom- bzw. Krankheitsbild verändern und sich dann einbilden, so die Ordnung wiederhergestellt zu haben. Welch simplifizierenden Geist müßte doch solch ein Arzt haben! Nur wer nicht über seine Nasenspitze hinaus sieht, kann derart handeln. Wie anders würde er vorgehen, wenn er sich zumindest bewußt wäre, daß jede gewaltsam herbeigeführte Veränderung des äußeren Krankheitsbildes notwendigerweise das gestörte innere Gleichgewicht weiter verschlechtern und infolgedessen später zu noch größeren Leiden führen muß. Der Kranke sollte wirklich an seinen Empfindungen und an der Verbesserung seines Allgemeinzustandes spüren, daß seine Gesundheit entsprechend dem Verschwinden der Symptome zunehmend wiederkehrt. Jedes verschwundene Symptom würde dann einer Besserung des inneren Gleichgewichts gleichkommen und man stellt das auch immer dann fest, wenn die innere Ordnung an die Stelle krankhafter Unordnung getreten ist.

Eine vollkommene Kur besteht also vor allem in der Wiederherstellung der Gesundheit, und zwar auf rasche, sichere und angenehme Art (cito, tuto et jucunde). Das ist nämlich der 2. Punkt: Die Kur soll schnell wirken oder wenigstens zu ständig fortschreitender Besserung führen. Weiter soll sie den Kranken nicht belästigen und von bleibender Wirkung sein. Wenn man ein Symptom gewaltsam zum Verschwinden bringt, also etwa Abführmittel gegen Verstopfung anwendet, kann die Wirkung zwar prompt eintreten, aber sie wird weder angenehm noch dauerhaft sein; das gilt in gleicher Weise für alle starken Arzneien.

Als HAHNEMANN sein O r g a n o n schrieb, waren die therapeutischen Methoden noch gewaltsamer als heute; denn damals waren Aderlaß, Schwitzkuren usw. in Mode. Zwar hat sich die Therapie seitdem ein wenig geändert, aber mehr scheinbar als in Wirklichkeit. Wenn man heute Pillen mit Zuckerglasur verordnet oder andere Verfahren anwendet, um das Einnehmen der Arzneien angenehmer zu machen, so ist das nur ein schöner Schein; denn der Kern der Pillen enthält sehr starke Drogen, z. B. konzentrierte Alkaloide. Und auch daß Aderlässe und übermäßige Schwitzkuren in Ungnade gefallen sind, ist nicht durch bessere therapeutische Prinzipien bedingt, sondern ist lediglich Modesache; es gibt genug Ärzte, die diese Methoden auch heute noch angewandt sehen möchten. Im allgemeinen sind die Arzneien, die man jetzt anwendet, noch zehnmal stärker als die zu HAHNEMANNS Zeiten; denn sie sind viel konzentrierter. *Kokain, Sulphonal* und zahlreiche andere moderne Produkte sind äußerst gefährlich; ihre Wirkungsart und ihre Spätwirkungen sind unbekannt. Eine große Zahl dieser Produkte stammt vom *Petroleum* ab. Diese

Substanz aber hat, wie jeder Homöopath weiß, eine sehr schädliche Wirkung auf den Seelenzustand. Früher war man sich wenigstens darüber klar, daß man schnell und stark wirkende Substanzen anwandte. Heute aber zeigt sich die Gefahr oft nicht mehr unmittelbar und der Schaden ist umso größer.

Außerdem ist der scheinbar wohltuende Effekt dieser Drogen niemals von Dauer, denn das Wesen des krankhaften Zustandes, den man heilen wollte, bleibt unverändert, ja man fügt häufig der natürlichen Krankheit so noch eine Arzneikrankheit hinzu. Obgleich also gewisse Symptome des ursprünglichen, unbeeinflußten Krankheitszustandes unterdrückt oder erstickt sind, ist der Gesundheitszustand des Kranken viel ernster als vorher.

Das therapeutische Vorgehen kann nur dann als unbeschwerlich bezeichnet werden, wenn die biologischen Reaktionen gemäß den Gesetzen der Natur ablaufen. Die Schulmedizin aber handelte noch immer nach dem Prinzip, „die Katze am Schwanz hochzuheben" oder „das Pferd von hinten aufzuzäumen." Eine Behandlung hingegen, die mild, angenehm und dauerhaft ist, gleicht einem Fluß ohne Strudel; sie stellt das innere biologische Gleichgewicht wieder her und infolgedessen wird auch der äußere Mensch, d. h. sein physischer Körper, wieder gesund. Ein echtes Heilmittel wirkt nicht heftig auf den Körperhaushalt ein; seine Wirkung ist sanft und milde. Jedoch kann die sich ergebende Reaktion manchmal zunächst eine Verschlimmerung sein, namentlich in den Fällen, die vorher mit allopathischen Arzneien behandelt wurden und infolgedessen nicht ausgeheilt sind; die wahre Therapie kann dann die früheren Zustände wieder zum Vorschein kommen lassen.

Der 3. Punkt bezieht sich auf die „Prinzipien" der Kur, die „klar und verständlich" sein müssen. Das bedeutet, daß die Kur einem G e s e t z folgen muß, das ebenso sicher ist wie das Gravitationsgesetz. Eine Kur kann nicht auf Spekulationen oder bloßer Empirie oder ungenauen Methoden oder willkürlicher Anwendung von Medikamenten aufgebaut werden. Unsere Prinzipien haben sich niemals geändert und können sich auch nicht ändern; sie sind immer dieselben gewesen und werden es bleiben. Das höchste Ziel der Homöopathie ist es, sich mit diesen Prinzipien und Lehren vertraut zu machen und sich diese unveränderlichen Erkenntnisse exakt und methodisch anzueignen. Dasselbe gilt für die Heilmittel. Man muß lernen, sie zu unterscheiden, und muß sich mit ihrer Wirkung vertraut machen, denn die Qualitäten unserer Mittel ändern sich niemals. Wenn jemand all dies wirklich gelernt hat und es praktisch anwendet, dann erweitern und vertiefen sich seine Kenntnisse und werden ein Teil von ihm selbst. Die gewissenhafte Anwendung dieser Prinzipien bewirkt die Heilung der Kranken und die Wiederherstellung der Gesundheit auf angenehme, schnelle und dauerhafte Weise.

Wenn wir einen allopathischen Arzt fragen, wie er beweisen könne, daß er seinen Kranken geheilt habe, würde er, wie oben erwähnt, etwa antworten: sein Kranker sei ja nicht gestorben und die Erscheinungen, gegen die er Arzneien verordnet habe, seien doch verschwunden. Wenn wir dieselbe Frage einem homöopathischen Arzt stellen, wird er genaue Merkmale angeben, die einen echten Beweis für die Wirksamkeit der Kur darstellen. Er wird zeigen, wie und warum der Kranke gebessert ist. Wenn man den Verlauf einer wirklichen Heilung kennt und weiß, daß zuerst der innere Mensch von der Krankheit betroffen wird, wird man zugeben, daß logischerweise vor allem der innere Mensch ins Gleichgewicht gebracht werden muß. Der innere Mensch wird durch seine Psyche, sein Gefühlsleben, seine Empfindungen und seine vitale Sphäre gebildet, während der äußere Mensch aus dem physischen Körper besteht, der seinerseits wieder mehrere Sphären aufweist, die in absteigender Bedeutung vom Zentrum zur Peripherie verlaufen, d. h. von den hochspezialisierten Organen mit komplizierten Funktionen zu den äußeren, immer primitiveren Organen, z. B. Haut, Haare, Nägel usw. Wenn es stimmt, daß die höheren Funktionen die niedrigeren Funktionen lenken, was ja die homöopathische Erfahrung jeden Tag beweist, dann ist es klar, daß die Kur bei den Organen der obersten Ordnung beginnen muß.

Eine wahre Kur geht vom Zentrum zur Peripherie, von oben nach unten, von innen nach außen, d. h. von den höchstspezialisierten Organen zu den primitiveren. Jeder Homöopath weiß aus Erfahrung, daß Symptome, die in der angegebenen Reihenfolge verschwinden, definitiv geheilt sind. Aber noch mehr: er weiß auch, daß Symptome, die in der umgekehrten Reihenfolge ihres Auftretens wieder verschwinden, ebenfalls endgültig geheilt sind. Wenn diese Reihenfolge im Verlauf einer Kur festzustellen ist, dann weiß der Arzt, daß der Kranke nicht durch Zufall, nicht trotz der Kur, gesund geworden ist, sondern daß die Heilung wirklich durch die Wirkung der Mittel erreicht wurde. Wenn ein homöopathischer Arzt andererseits beobachtet, daß das Verschwinden der Symptome nicht in der vorerwähnten Reihenfolge erfolgt, dann kann er sicher sein, daß der Verlauf der Dinge nicht von seinen therapeutischen Maßnahmen abhängt.

Die Tatsache, daß die Symptome nach Verabreichung des Mittels in umgekehrter Richtung ablaufen, beweist zweifellos die heilende Wirkung des letzteren, aus dem einfachen Grund, weil sich die Krankheit gerade entgegengesetzt entwickeln würde, wenn sie ihren eigenen Gesetzen überlassen wäre. Es sei hervorgehoben, daß die chronischen Krankheiten von der Peripherie nach dem Zentrum fortschreiten. Alle chronischen Krankheiten haben ihre ersten Symptome an der Oberfläche und befallen beim Fortschreiten die Sphären des inneren Menschen *). Daraus folgt, daß sie entsprechend der jeweils vorhandenen Rückkehr der Symptome auf die äußeren Organe heilen. Im Verlauf einer solchen Entwicklung der Heilung können frühere Störungen nach der Anwendung des homöopathischen Mittels wiederauftreten; wer sich in der Materie nicht auskennt, wünscht diese Rückkehr der Symptome nicht, obwohl zur Genüge bewiesen ist, daß dies die einzig mögliche Form einer echten Kur ist. Störungen von Herz, Lungen oder Kopf müssen daher während der Kur von dem Wiederauftreten früherer Symptome an den Extremitäten, an der Haut, den Nägeln oder den Haaren begleitet sein. Man wird also beobachten, daß letztere Organe entsprechend der Gesundung des Patienten krank werden; die Haare können ausfallen, Hautausschläge können auftreten usw. Bei einem aufs Herz geschlagenen Rheumatismus wird man, wenn der Kranke der Heilung entgegengeht, etwa feststellen, daß die Knie anzuschwellen beginnen, und der Patient wird dann vielleicht sagen: „Herr Doktor, bevor ich zu Ihnen kam, konnte ich laufen, wie ich wollte; aber jetzt sind meine Gelenke geschwollen." Das bedeutet: er ist auf dem Weg zur Heilung! Ein Arzt, der nicht weiß, daß ein solches Wiederauftreten früherer Symptome ein günstiges Zeichen ist, wird ein Rezept ausstellen, um die Anschwellung und die Schmerzen der Kniegelenke zu unterdrücken. Die Manifestationen der Krankheit werden dadurch von ihrem Sitz vertrieben, das stimmt, aber sie werden auf das Herz zurückgedrängt und der Kranke wird vielleicht sterben. Man braucht wohl kaum noch beweisen, daß der Schulmediziner diese Wahrheiten nicht kennt; denn der Beweis wird durch seine Behandlungsart erbracht. Er kennt ja gar keine andere Behandlungsmethode. Indem er auf die ihm gewohnte Art vorgeht, ruiniert er sehr häufig in gutem Glauben die Gesundheit seiner Kranken. Der eben erwähnte Fall zeigt uns das Prinzip der Heilung: Wenn der innere Mensch nicht mehr affiziert ist, erscheint die Krankheit an der Peripherie. Es gibt Fälle, wo eine vollständige Heilung nicht mehr möglich ist; dann bleibt die Kur an diesem Punkt stehen, d. h. die Erscheinungen an der Außenfläche können nicht mehr überwunden werden. Trotzdem soll man weiter nach den hier angegebenen Prinzipien vorgehen, denn es ist kein anderer Weg gangbar. Wenn der Patient unheilbar ist, wird man erhebliche Beschwerden beobachten, die nach der Vertreibung des Krankheitsprozesses von innen nach außen auftreten, und das trotz der Milde der angewandten therapeutischen Maßnahmen. Die Kur

---

*) Man muß sich jedoch an den wirklichen Beginn der chronischen Krankheit halten, z. B. an das Ekzem in der Kindheit, das, durch Salben unterdrückt, Jahre später zum Asthma führt; oder an den chronischen Gelenkrheumatismus, der, durch Arzneien und Einreibungen unterdrückt, sich am Herzen festsetzt und die Ursache der Herzmuskeldegeneration ist, an welcher der Kranke erst 10 oder 20 Jahre später leiden wird (A. VOEGELI).

wird dem Kranken lästig vorkommen und der Milde der Mittel Hohn zu sprechen scheinen. In akuten Fällen wird man nach Verabreichung des homöopathischen Mittels nicht so viele Beschwerden feststellen. Diese Verschlimmerungen treten nur bei chronischen, tief eingewurzelten und seit langer Zeit bestehenden Krankheiten auf, besonders bei unheilbaren Fällen. Es gibt z. B. Kranke, die an Rheumatismus der Finger und Füße, der Handgelenke, der Knie und der Ellbogen leiden. Sie haben Massagen, unterstützt durch starkwirkende Linimente, durch Reiz- oder Kühlmittel usw. über sich ergehen lassen, bis zum wenigstens teilweisen Verschwinden des Rheumatismus der Extremitäten. Indessen weiß jeder Arzt, daß, parallel zum Verschwinden des Rheumatismus, in der Folge Herzsymptome auftreten können. Wenn man diesem Kranken s e i n homöopathisches Mittel verschreibt, m u ß der Rheumatismus der Extremitäten wieder auftreten, andernfalls wird sein Herz nicht geheilt werden. Das ist eine absolute Wahrheit, der jeder Krankheitszustand der Extremitäten unterworfen ist, welcher durch eine lokale Behandlung nach innen getrieben wurde. Der Kranke wird dann wieder in die Sprechstunde kommen und sagen: „Herr Doktor, ich habe die alten Symptome wieder, die ich damals hatte, als ich von Dr. X wegen meines Rheumatismus behandelt wurde." Diese Tatsache beobachtet man in der Praxis fast täglich.

Es ist natürlich notwendig, dem Kranken diese Lage zu erklären; und wenn er intelligent genug ist, um sie verstehen zu können, wird er das Ende der Arzneiwirkung abwarten. Aber ein Arzt, der vor allem an seinen Geldbeutel denkt, wird sich folgendes überlegen: „Wenn ich keine Einreibung verordne, um die Schmerzen in den Beinen wegzubringen, werde ich meinen Kranken verlieren." Und hier beginnt das ganze Unglück.

Man sollte Vertrauen zur Intelligenz der Menschheit haben und niemals die hier erörterten Wahrheiten vergessen, d. h. daß die wiedergekommenen Symptome in der Folge verschwinden werden und der Kranke dann genesen wird. Wer gelernt hat, die Verordnungen der Individualität des Kranken anzupassen, wird damit auch gelernt haben, eine wissenschaftliche Therapie zu treiben. Man muß nur Ausdauer haben und sich nach den Grundlehren der Homöopathie richten, wie auch immer die Folgen im Augenblick sein mögen, andernfalls handelt man gewissenlos.

VI.

A. Fragebogen zur homöopathischen Behandlung*)

Dieser Fragebogen ist ein wichtiges Hilfsmittel bei unserer Behandlung. Die Ausführlichkeit der folgenden Fragestellungen ist notwendig, um ein genaues Bild von Ihrem Krankheitszustand in alle Feinheiten hinein zu bekommen. Alle Fragen sollen daher zutreffend, unbefangen und uneingeschränkt beantwortet werden. Besonders wichtig sind erfahrungsgemäß die Hinweise auf seelische Erscheinungen, Gemütsreaktionen und Ausdrucksformen des Charakters, um der ganz individuellen Note Ihrer Krankheit nahe zu kommen. Es darf daher keine Frage übergangen oder nicht ehrlich beantwortet werden. Der gewissenhafte Arzt berücksichtigt jede, auch noch so unscheinbare Krankheitsäußerung. Deshalb wünscht er gerade solche, wie Gemütssymptome, Empfindungen oder äußere Umstände, die eine Krankheit begleiten, von Ihnen zu erfahren. Gerade die begleitenden Umstände einer Krankheit oder seltenen Krankheitszeichen, die sonderbar und eigen sind, sind die wichtigsten: „Kann im warmen Zimmer kaum atmen", oder „besser durch Hitze", oder „Gefühl eines Haares auf der Zunge" usw. Daher sind die folgenden drei Punkte besonders genau und ausführlich zu beschreiben (vielleicht gesondertes Blatt nehmen).

1. Gemüts- und geistige Symptome, abnormale:
Zum Beispiel „Gefühl, verfolgt zu werden" oder „Angst vor Unbestimmtem".

2. Modalitäten:
Das heißt, **jeder** Einfluß, der einen Zustand bessert oder verschlimmert (zum Beispiel: Besserung oder Verschlimmerung durch Hitze, Kälte, Ruhe, Bewegung, Lage, durch Essen, bei Tage, während der Regel, durch atmosphärische Störungen usw.).

3. Empfindungen:
(Zum Beispiel: pulsierender, stechender Splitterschmerz oder Schnürungsgefühl am Hals usw.). Benützen Sie keine wissenschaftlichen Ausdrücke. Erzählen Sie nicht, was Sie vorher von Ihrem Arzt erfahren haben. Sprechen Sie vielmehr unbefangen wie ein Kind. Versuchen Sie den möglichst genauen Ausdruck zu finden, um zu beschreiben, was Sie empfunden und was Sie und Ihre Umgebung eindeutig beobachtet haben. Wenn es sich um ungewöhnliche Empfindungen handelt, dann benützen Sie Vergleiche wie zum Beispiel: „kalt zwischen den Schulterblättern, als ob Wasser darauf gespritzt wird", oder „Schmerzen am Herz, als ob eine Hand es packt". Bei lange bestehenden Krankheiten (chronischen) ist im allgemeinen von größter Wichtigkeit, selbst Begebenheiten aus der frühesten Kindheit genauestens zu kennen wie zum Beispiel: Nachtschweiße, Drüsenschwellungen, Appetitlosigkeit, Durst, Bauchschmerzen, Unverträglichkeit bestimmter Nahrungsmittel (Milch, Fett, Obst), abnorme Gelüste (Kreide essen, Salz lecken), sich wiederholende kleinere Krankheiten. Ausflüsse aus Nase, Ohren, Hals und Scheide sind zu erwähnen, ebenso Ausschläge und die Art ihrer Absonderungen genauestens zu beschreiben (Menge, Aussehen, Farbe, Geruch, ätzender Charakter usw.).

Beim Ausfüllen der Fragen gehen Sie so vor:
Zuerst suchen Sie unter **„Besondere Fragen"** das Organ oder die Organe, an welchen Sie die hauptsächlichsten Beschwerden haben, und antworten auf

---

*) Dieser Broschüre ist ein Fragebogen-Vordruck beigelegt. In diesen Fragebogen wollen Sie Ihre Antworten sorgfältig eintragen und dann den Fragebogen ausgefüllt in die Sprechstunde Ihres Arztes mitbringen.

alle diesbezüglichen Fragen ausführlich. Benützen Sie dabei möglichst Maschinen- oder Druckschrift! **Antworten Sie in Stichworten!** Vergessen Sie bitte nicht, vor jede Antwort die Nummer der entsprechenden Frage zu setzen. (Falls der Raum für die Beantwortung nicht ausreichen sollte, benützen Sie bitte einen Extrabogen und vergessen Sie auch hier nicht, die Nummern der Fragen anzugeben).

Wenn das geschehen ist, dann lesen Sie den Abschnitt der **Modalitäten** und tragen dort alle äußeren Faktoren ein, welche Ihre Beschwerden gebessert, verschlimmert oder zum Stillstand gebracht haben. Schließlich lesen Sie auch die anderen Abschnitte über die **Gemüts- und geistigen Symptome** und tragen dort Ihre bemerkenswerten Beobachtungen ein.

Fragen

Allgemeine Fragen:

1. Krankheiten und Eigenschaften der Eltern? Woran erkrankt, wann gestorben, wie alt?

2. Seit wann bestehen Ihre Krankheitsbeschwerden? Wann, wie und wo sind sie entstanden? Welches sind die äußeren und die inneren Umstände, die zur Auslösung Ihrer Krankheit geführt haben (Erkältung, Kälte, Wärme, Luftzug, Feuchtigkeit, Föhn, Nebel, Kummer, Wut, Ärger, Verletzungen, Unfall, unverträgliche Nahrung, Folgen besonderer Lebens- oder Arbeitsweisen usw.)?

3. Haben Sie sonstige Empfindungen an einem Teil des Körpers, seinen Organen oder am ganzen Körper? wie zum Beispiel: Kribbeln, Leerheitsgefühl, Schwächegefühl, Gefühl des Eingeschlafenseins, Ziehen, Beklemmungen, Gefühl des Zusammenschnürens oder Klopfens? Welches ist die genaue Stelle am Körper? Durch was werden sie hervorgerufen, verschlimmert oder gebessert?

4. Welches sind die Zeiten des Tages oder der Nacht oder die näheren Umstände, welche diese Empfindungen hervorrufen, verschlimmern, bessern oder zurückdrängen (Mahlzeiten, Kälte, Hitze, Erregungen, Beschäftigungen, Regel usw.)?

5. Müssen Sie sich warm anziehen oder gar gewisse Körperteile warm einhüllen, um sich wohl zu fühlen oder um gewisse Leiden zu verringern?

6. Welches ist der genaue Charakter Ihrer Beschwerden? Haben Sie Schmerzen oder eine Empfindungsstörung? (Art dieser Schmerzen: brennend, klopfend, drückend, zusammenziehend, stechend, spannend, anfallweise. Oder die Art der Empfindungsstörung: Vergrößerungsgefühl, Gefühl der Schwere, wie von einem Stein oder Klotz).

7. Bestehen diese Beschwerden beständig oder werden sie durch störungsfreie Zeiträume unterbrochen?

8. In welchen zeitlichen Abständen treten diese Beschwerden auf? (Alle Tage, alle Wochen oder einmal im Jahr, oder zu einer bestimmten Stunde).

9. Zu welcher Zeit des Tages oder der Nacht sind die Beschwerden am stärksten, bzw. am schwächsten ausgeprägt?

10. Welches sind die besonderen Umstände oder Einflüsse, welche Ihre Beschwerden verschlimmern oder bessern?

11. Wie ist der Zustand oder das Aussehen des befallenen Körperteiles, bezüglich Umfang, Empfindlichkeit, Temperatur, Farbe, Trockenheit, Feuchtigkeit oder Ausfluß?

12. Wie sind Ihre anormalen Ausscheidungen beschaffen (aus Augen, Ohren, Nase, Scheide usw.)? Wie die Menge, Farbe, Geruch, Beschaffenheit (wässerig, milchig, schleimig, rahmig, fadenziehend, eiweißartig, klebrig); wie Ihre Zusammensetzung (Blut, Krusten, Häute, Eiter usw.); sind sie ätzend, beißend, wird die Wäsche verfärbt oder gar beschädigt?

13. Welches sind die üblichen Beschwerden, denen Sie am meisten unterworfen sind (Verstopfung, Durchfall, Schlaflosigkeit, Kälte- oder Hitzeempfindlichkeit, krankmachende Wirkungen von Nahrungsmitteln)?

14. Welches sind die früheren Krankheiten, die Sie seit Ihrer Geburt durchgemacht haben, besonders solche, die sich wiederholen? (Stockschnupfen, Anginen, Drüsenschwellungen, Mittelohrentzündungen, häufige Bronchialkatarrhe, Magenverstimmungen usw.)?
Wie alt waren Sie beim ersten Gehen?
Wie alt waren Sie beim ersten Sprechen?

15. Welche Arzneimittel haben Sie bisher häufig oder regelmäßig eingenommen, und wie haben Sie Ihre Alltagsbeschwerden behandelt?

16. Welches sind die Beschäftigungen, die Sie am meisten ermüden (geistige oder körperliche Anstrengungen)?

17. Sind Sie nach dem Essen sehr müde und schläfrig und haben das Bedürfnis sich hinzulegen? Oder sind Sie im Gegenteil gezwungen, sich zu bewegen, herumzugehen? Fühlen Sie sich wohler bei der Bewegung?

18. Gibt es Beschwerden, die ausgesprochen in der Ruhe auftreten (Herzklopfen, Herzdruck, Kopfschmerzen usw.)? Wann? - kurz nach dem Einschlafen, um Mitternacht oder gegen Morgen?

Modalitäten (siehe Blatt 1): Der Kranke muß gut beobachten und nachdenken, um die fraglichen Umstände, welche gewisse Störungen des Befindens bessern, verschlimmern oder zum Verschwinden bringen, genauestens beschreiben zu können. **Die** Umstände, welche den Allgemeinzustand (Gesamtverfassung) und die **Mehrzahl** der Störungen beeinflussen, sollen in **diesem** Abschnitt eingetragen werden (denn gleiche Umstände können **unterschiedlich** auf einzelne Organstörungen wirken und nur **gewisse** Beschwerden charakteristisch beeinflussen, **ohne den Allgemeinzustand** zu beeinträchtigen).

19. Welchen Einfluß haben auf Sie: Wetterumschlag, Kälte, Wärme, Föhn, Gewitter, feuchte Luft, Regen, klares schönes Wetter, kaltes trockenes Wetter, feuchtes warmes Wetter, frische Luft, Nebel usw.? (Ihre Reakion, vorher, während oder nachher).

20. Welchen Einfluß beobachten Sie an sich bei den verschiedenen Mondphasen?

21. Welchen Einfluß haben auf Sie: Gerüche, Geräusche, Musik, das gesprochene Wort, tröstender Zuspruch, Sonnenlicht oder künstliches Licht, Dunkelheit, Dämmerung, Nacht, die Gesellschaft, Alleinsein, das Essen (während und nachher), Fasten oder Hungern, das Stehen, das Liegen (auf dem Rükken, auf der Seite, die schmerzt, auf der rechten, auf der linken Seite), das Gehen, das Bewegen einzelner Körperteile, Berührung, Druck, Reiben, das heiße oder kalte Bad, heiße oder kalte Umschläge, Aufenthalt in geschlossenen, warmen Räumen, in der Nähe von Wasser oder im Gebirge?

Besondere Fragen

Gemüts- und geistige Symptome:

22. Wie ist Ihr Temperament: sind Sie sanft, anhänglich, sentimental, zum Zorne geneigt, zum Weinen geneigt, schwermütig, unzugänglich, traurig, heftig, ungestüm, leidenschaftlich oder fanatisch?

23. Was trifft Ihre Empfindlichkeit am meisten (Vorwürfe, Ungerechtigkeiten, Unannehmlichkeiten, Kummer, Geringschätzung, Verleumdung oder Widerspruch)?

24. Wie reagieren Sie auf die unter Nr. 23 angeführten Einflüsse (Tränen, offene oder geheime Wut, nachtragend, schließen Sie sich in Ihr Zimmer ein usw.)?

25. Sind Sie standhaft, zuverlässig, leicht beeinflußbar, stur oder veränderlich, eigenwillig, tyrannisch oder anpassungsfähig?

26. Sind Sie gleichgültig und gegen was, schon immer oder erst seit Ihrer Krankheit (gegen Ihre Familie, Ehepartner, oder gar gegen früher liebgewordene Gewohnheiten oder Menschen)?

27. Sind Sie tapfer, schüchtern, ängstlich, beherzt oder verzagt?

28. Haben Sie Verständnis, Geduld, werden Sie in der Gesellschaft als angenehm empfunden, wollen Sie die Umwelt beherrschen und ertragen Sie keinen Widerspruch?

29. Waschen Sie sich gern oder sind Sie nachlässig damit? Wären Sie nachlässig, wenn man Sie nicht zur Sauberkeit anhalten würde? Wie waren Sie als Kind diesbezüglich?

30. Sind Sie Ihrer Art nach peinlich genau oder nachlässig in Ihren Geschäften, in Ihrer Sorge um Ordnung in Ihrem Zimmer, auf dem Schreibtisch und in Ihrer Kleidung? (Es gilt hier natürlich nur das ureigene Bedürfnis, es so oder so tun zu müssen, nicht die Vernunfthandlung, oder das, wozu Sie angehalten werden!)

31. Wie waren Sie in der Schule? Hatten Sie Selbstvertrauen oder Lampenfieber? Waren Sie sehr beeindruckt durch eine Rüge oder gleichgültig?

32. Wie verhalten Sie sich in Gesellschaft? Lieben Sie es, sich zu unterhalten, Vorträge zu halten oder sind Sie verlegen? Nehmen Sie Rücksicht auf das, was die andern interessiert, oder drängen Sie andern Ihren Gesprächsstoff auf?

33. Sind Sie von ausgewogenem Wesen oder reagieren Sie plötzlich? Wenn Sie prompt reagieren, neigen Sie nur zu leichter Aufregung oder zu Wutausbrüchen, zu Entrüstung, zu anhaltender Begeisterung oder zu einem Strohfeuer?

34. Charakterliche Eigenschaften: Eifersucht, Geiz, Verschwendung, Starrsinn, Eigensinn, neigen Sie zu Widerspruch, sind Sie genießerisch, trotzig, nachtragend, gesellig?

35. Lieben Sie ein ruhiges und geordnetes Leben oder ziehen Sie Abwechslung und Veränderung vor?

36. Wie wirken auf Sie: Veränderungen, Reisen oder die Gleichförmigkeit des täglichen Lebens?

37. Wie ist Ihre gewöhnliche Gemütsstimmung (zufrieden, glücklich, freudig, optimistisch oder pessimistisch, zu trüben oder verneinenden Gedanken neigend)?

38. Sind Sie Stimmungswechsel unterworfen? Wann, durch was?

39. Wie reagieren Sie auf Widerwärtigkeiten des Lebens (ruhig, mit unverhohlenem Weinen, stillem Kummer, offensichtlicher Wut, mit Heftigkeit oder groben Worten, verdrängter Wut, Empörung, Niedergeschlagenheit oder stehen Sie gar in unaufhörlichem Streit mit Ihrer Umwelt)?

40. Haben sich Ihre Charakteranlagen im Laufe der Jahre verändert? Welche Veränderung glauben Sie feststellen zu können?

41. Glauben Sie unter einer zwiespältigen Veranlagung zu leiden und welches sind die beiden Pole Ihres Wesens, zwischen welchen Sie schwanken?

42. Wie steht es mit Ihren geistigen Fähigkeiten (geistige Energie, Gedächtnis, Konzentrationsfähigkeit, Arbeitsfähigkeit, Meditation)?

Kopf

Schwindel:

43. Empfinden Sie Schwindel, Betäubungsgefühl? (Beschreiben Sie die Art möglichst genau, zum Beispiel: „Der Schwindel zieht von vorn nach hinten", oder „von oder nach einer Seite", „Schwindel im Liegen, beim Gehen, beim Stehen, beim Augenschließen oder -öffnen, bei Drehung des Kopfes, beim Bücken, beim Aufrichten, beim Aufwärtssehen oder beim Abwärtssehen, nach dem Essen, beim Heben des Kopfes, im Bett usw.; Gefühl des Fallens nach vorne oder nach hinten").

Kopfschmerzen:

44. Leiden Sie an Kopfschmerzen? Welches ist der genaue Ort dieser Kopfschmerzen? Seit wann bestehen diese Kopfschmerzen? Wann treten die Kopfschmerzen auf?

45. Zu welchen Tages- oder Nachtzeiten treten Ihre Kopfbeschwerden auf? Wann nehmen sie zu oder ab oder zu welchen Zeiten hören sie auf? Welchen Einfluß haben im Sinne der Verschlimmerung oder Verbesserung: Ruhe, Bewegung, Druck, Lage des Kopfes, Einbinden, Kälte, Wärme, frische Luft, Gefahrenwerden, voller oder leerer Magen, kalte Füße, die Zeit vor, während oder nach der Regel?

46. Welche Umstände begleiten, gehen voraus oder folgen Ihren Beschwerden (Sehstörungen, Brechreiz, Erbrechen, Hitzewallungen, Frost, Gereiztheit, Weinen)?

47. In welchem Zustande befindet sich Ihr Haar (Farbe, Wuchs, Dichtigkeit, glatt oder gewellt, Fettigkeit, Haarausfall, wo, wann und wie)? In der Jugend — im Alter?

Auge:

48. In welchem Zustande befinden sich Ihre Augen (Tränenfluß, Entzündung der Augen oder der Lidränder, Gerstenkörner oder andere Leiden am Lidrand, trockene Schuppen, Krustenbildung, Nässen. Ausfall der Wimpern)? Wo, wann und wie treten diese Leiden auf, Empfindlichkeit gegen natürliche oder künstliche Beleuchtung?

49. Besteht Kurz- oder Weitsichtigkeit, Zwinkern, Schielen? Bestehen Augenschmerzen? (zum Beispiel „Schmerzen, als ob die Augen an Drähten in den Kopf hineingezogen werden", „als ob sie aus dem Kopf herausfallen wollten", „Gefühl, als ob Sand in den Augen wäre").

50. Beschreiben Sie genau Ihre Sehstörungen. Zu welcher Tages- oder Nachtzeit nehmen sie zu, ab oder hören auf? Welches sind die anderen Umstände, die sie beeinflussen oder hervorrufen (Jahreszeit, Temperatur, Lesen, Licht usw.)?

Ohren:

51. Haben Sie Ohrenschmerzen, Schwerhörigkeit oder Ohrgeräusche? Besteht die Schwerhörigkeit für sämtliche Töne oder nur für das gesprochene Wort? Besteht Sausen, Brummen, Pfeifen, Klopfen, Rauschen und wann?

Durch was wird es verschlimmert und durch was wird es besser? Sind diese Beschwerden ständig oder zeitweise?

Nase:

52. In welchem Zustande befindet sich Ihre Nase? Bestehen abnorme Absonderungen, Krustenbildungen, Geschwüre, Neigung zu Furunkeln, Verstopfung, Blutungen, Eiterungen, Wundheit, Fließschnupfen, Stockschnupfen, Heuschnupfen, Druck oder Schmerz in der Nasenwurzel?

53. Ist die Nasenatmung gestört, ganz verlegt oder nur auf einer Seite, zeitweise oder immer? Bestehen Geruchsstörungen, Unfähigkeit Düfte wahrzunehmen, für alle Geruchsqualitäten? Oder bestehen Geruchstäuschungen (alles riecht faulig, nach Knoblauch usw.)?

Gesicht:

54. In welchem Zustande befindet sich die Haut Ihres Gesichtes, der Ohren, der Nase und des Kopfes?

55. Haben Sie Ausschläge dort, Warzen, Trockenheit der Haut, Risse (Lippen, Mund- und Augenwinkel, Nasenöffnungen)? Hautstellen mit erweiterten Gefäßen? Feuchte oder eitrige Absonderungen, Krustenbildungen? Stellenweise Schweißbildung oder Schweißbildung im ganzen Gesicht oder auf dem Kopfe? (Beschreiben Sie bitte die vorhandenen Erscheinungen genau).

Mund, Hals, Zähne:

56. In welchem Zustand befinden sich Ihre Lippen, Zunge, Mandeln, Mundboden und Zahnfleisch? (Trockenheit, Speichelfluß, Mundgeruch, Schrunden, Wunden?) Bekommen Sie öfters Bläschen an den Lippen? an der Zunge?

57. Empfinden Sie einen besonderen Schmerz oder eine besondere Störung beim Kauen oder beim Schlucken? (Schlimmer beim Leerschlucken des Speichels oder beim Schlucken von Speisen und Getränken)?

58. Haben Sie Brennen auf der Zunge, an der Spitze oder am Rand? Können Sie die Zunge frei bewegen oder haben Sie Gefühlsstörungen in der Zunge (Taubheit, Unbeweglichkeit, Schwellungsgefühle, Gefühl des Eingeschlafenseins)?

59. Bestehen Geschmacksstörungen? Außerhalb der Mahlzeiten oder beim Essen, wie: alles schmeckt bitter, metallisch, nach faulen Eiern, fade, salzig, süßlich?

60. Wie ist der Zustand Ihrer Zähne? Ist das Gebiß kräftig, gesund und vollständig, oder neigen Sie zu starkem Zahnverfall? Verfärben sich Ihre Zähne leicht (gelblich, bräunlich, schwärzlich)? Wo setzt der Zahnverfall am häufigsten an (Krone, Hals oder Wurzel)? Ist der Zahnverfall mit Schmerzen verbunden oder welche Empfindungen begleiten ihn (Vergrößerungsgefühl, Lockerungsgefühl, Gefühl, als ob die Zähne zu lang seien, Klopfen)? Geben Sie an, durch welche äußeren Umstände die Zahnbeschwerden hervorgerufen werden, sich verschlimmern, sich bessern oder zum Abklingen kommen. (Heiße und kalte Flüssigkeiten, Wärme, Druck, Witterungswechsel, Ärger, Aufeinanderbeißen, Bewegung usw.). Haben Sie Zähne, deren Nerven abgetötet wurden?

Eingeweide

Magen:

61. Wie ist Ihr Appetit? Haben Sie Heißhungergefühl? Vor dem Essen oder auch außerhalb der gewohnten Mahlzeiten und wann? Sind Sie schnell satt, oder kommt der Appetit erst während des Essens? Haben Sie Hunger, sind gleich satt und trotzdem bald darauf wieder hungrig?

62. Haben Sie ausgesprochene Abneigung oder Ekel vor jedem Essen oder gewissen Nahrungsmitteln (Fett, Eier, Fleisch, süß, sauer; Getränke: Milch, Alkohol, Kaffee) oder gegen Kochdünste?

63. Haben Sie außerordentliches Verlangen nach gewissen Nahrungsmitteln (Zucker, Salz, Sauerkraut, geräuchertes Fleisch, Brot, Obst) oder nach gewissen Getränken (kaltes Wasser, heiße Milch, Bier, Wein, Schnaps)? Besteht in dieser Beziehung trotz Verlangen nach bestimmten Dingen Unverträglichkeit derselben nach ihrem Genuß? (Nur die instinktmäßigen Gelüste sind wichtig)!

64. Haben Sie Durst und nach welchen Getränken? (In großen oder kleinen Mengen, heiß oder kalt, tags oder nachts — Uhrzeit angeben —, nach dem Essen, im Fieber oder im Frost?)

65. Welche Beschwerden treten nach dem Essen oder Trinken auf und nach welchem Zeitraum? Fühlen Sie sich besser oder schlechter nach dem Trinken, nach der Nahrungsaufnahme oder wenn der Magen leer ist (Hunger- oder Nüchternschmerz)? Gefühl, ein hartgekochtes Ei oder ein Stein liege im Magen?

66. Nach welchen Nahrungsmitteln fühlen Sie sich schlechter (Milch, Brot, gewisse Fleischsorten, Säuren, Kartoffeln, Alkohol, Fette, Süßigkeiten, Eis oder Obst)?

67. Haben Sie Aufstoßen, Brennen (an Zunge, Schlund, Magen, After usw.)? Erbrechen, Brechreiz oder Magenschmerzen? Welches sind die Tageszeiten und Umstände, die sie hervorrufen, verschlimmern, bessern oder beenden?

68. Welche andere Beschwerden gehen diesen voran oder folgen ihnen? Fühlen Sie sich besser oder schlechter nach Aufstoßen, Abgang von Blähungen oder Erbrechen?

69. Welches ist das Aussehen, der Geschmack, die Farbe und der Geruch des Erbrochenen?

Bauch und Stuhlgang:

70. Haben Sie Winde, Kollern, Blähungen und bei welchen Gelegenheiten? Zu welcher Tageszeit? Nach dem Essen? Was wurde vorher gegessen, welche Speisearten, Frischgemüse, trockene oder frische Früchte, gelagerte oder gekochte, heiß oder kalt?

71. Wie riechen Ihre Gase und fühlen Sie sich erleichtert nach Abgang derselben oder nicht?

72. Wo im Bauch befinden sich Ihre Schmerzen? Wie reagieren sie auf Druck oder Reibung? Heiße oder kalte Anwendungen?

73. Wie verhalten Sie sich, wenn Sie Leibschmerzen haben? Krümmen Sie sich zusammen oder strecken Sie sich mit hohlem Kreuz? Drücken Sie sich die Stuhllehne in den Bauch oder vertragen Sie keine Berührung?

74. Stören Sie Ihre Kleider, besonders Gürtel, Kragen, Strumpfhalter, Korsett usw.?

75. Wie oft täglich oder wöchentlich haben Sie Stuhlgang? Wie ist die Beschaffenheit Ihrer Stühle (Dicke, Farbe, Geruch, Menge, Konsistenz, mit Schleim- oder Blutbeimengung)?

76. Besteht Neigung zu Durchfall? (Art des Durchfalles: Schleimbeimengung, ist er wie Wasser, erfolgt die Entleerung in einem Guß oder portionsweise, morgens früh, oder sofort nach dem Essen?)

77. Besteht Stuhlgang zu bestimmten Uhrzeiten, morgens oder nachts, aus dem Bett treibend oder nach der ersten Bewegung, vor, während oder nach der Regel? Besteht vergeblicher Drang zur Stuhlentleerung, oder das Gefühl-des-nicht-Fertigseins danach, oder krampfartige Schmerzen danach im After?

Abgang vieler Blähungen und wenig Stuhl? Schleimabgang ohne Stuhl? Schneiden, Kollern und Rumpeln im Leibe, vor, während oder nach dem Stuhl? Gefühl einer Kugel im After? Splitterschmerz im After? Heraustreten des Afters oder eines Teiles der Darmschleimhaut bei oder nach dem Abgang des Stuhles?

78. Bestehen Jucken des Afters, Hämorrhoiden, örtliche Schweiße, Wundheit und Risse der Haut am After oder Damm? Fistelbildung? Ausschläge (naß oder trocken)? Feigwarzen?

Blase:

79. Haben Sie Schmerzen an der Blase, in dem Harnleiter? Fließt Ihr Urin gut, sofort und ohne Hindernis? Beschreiben Sie genau die Beschwerden, welche vor, während oder nach dem Harnlassen entstehen.

80. Wie oft und wieviel urinieren Sie? Wie ist die Farbe und der Geruch des Urins? Ist der Urin klar oder trüb, bildet sich ein Satz beim Stehen (weiß, milchig, ziegelrot oder dunkelbraun)? Wie ist die Stärke des Harnstrahles, ist er unterbrochen? Kann der Urin nur in bestimmten Stellungen gelassen werden und in welchen?

81. Besteht unwillkürlicher Harnabgang, beim Husten, Niesen, Lachen, Stehen, Gehen, Heben, Liegen, tags oder nachts?

82. Besteht häufiger Harndrang, besonders tags oder nachts? Mit oder ohne Schweißausbruch? Große oder kleine Portionen? Tropfenweise, mit oder ohne Brennen, Stechen, Krampfen? Besonders schlimm vor, während oder nach der Regel? (Witterungswechsel, Kälteeinwirkung, kalte Füße, nach dem Waschtag.)

83. Besteht Harndrang mit Entleerung großer Mengen wasserklaren Harns, vor oder nach Erregungen, Schreck, Schmerzanfällen?

84. Bestehen auffallende Gerüche des Urins (wie nach Veilchen, Katzenurin, Pferdeurin, streng, stechend, aufdringlich oder übelriechend)?

85. Bestehen eigenartige Empfindungen in der Harnröhre (Drang zum Wasserlassen mit Frostschaudern. Kann den Urin trotz des großen Dranges nicht lassen. Drang zum Urinieren beim Anblick oder Hören von fließendem Wasser. Kann in Gegenwart anderer keinen Urin lassen. Heißes Blei in der Harnröhre)?

Geschlechtsorgane:

86. Ist Ihr geschlechtliches Verlangen normal, gesteigert oder verringert? Besteht ein regelmäßiger Verkehr oder ist er durch irgendwelche Umstände beeinträchtigt?

87. Haben Sie Schmerzen oder andere störende Empfindungen in bzw. an den Geschlechtsorganen?

88. Empfinden Sie eine normale Befriedigung während und nach dem Beischlaf? Empfinden Sie besondere Müdigkeit oder Verschlechterung nach dem Beischlaf (Herzklopfen, Kreuzschmerzen, Erschöpfung, Schwindel, Schweißausbruch, Brechreiz, wehenartiges Ziehen - wird dadurch die Regel beeinflußt)?

89. Bestehen abwegige Neigungen, Bedürfnisse oder Wünsche in erotischer Beziehung (Onanie-Neigung, Perversionen der Empfindungen, Kontaktschwäche zum Partner, denken Sie beim Akt nur an sich oder auch an Ihren Partner)?

90. Hatten Sie eine Geschlechtskrankheit und welche? Seit wann und wie behandelt?

Männlich:

91. Treten Erektionen und Samenerguß normal, vorzeitig, verzögert oder nur im Schlaf auf?

92. Haben Sie irgendwelche Beschwerden an den Hoden (Ziehen, Druckempfindlichkeit, Gefühl des Gequetschtseins, Venenerweiterung, Jucken am Hoden, nässender Ausschlag, Risse, Schwellungen, Verhärtungen, Geschwüre, stinkende Schweiße)?

Frauen:

93. In welchem Alter haben Sie Ihre erste Regel bekommen?

94. In welchem Alter ist Ihre Regel ausgeblieben?

95. War die Regel bisher normal, regelmäßig und in welchen Zeitabständen?

96. Wie lange dauert sie? Wie stark ist sie? (Wieviel Binden brauchen Sie pro Tag und wieviel insgesamt?) Wie ist die Farbe und der Geruch des Blutflusses?

97. Ist Ihr Fluß regelmäßig und beständig? Ist er stärker tagsüber oder in der Nacht? Stillstand in der Nacht oder bei Bewegung, oder verschlimmert die Bewegung?

98. Bestehen Unterbrechungen während der Regel? Fließt sie nur tagsüber oder nur nachts?

99. Welche Beschwerden haben Sie vor, während oder nach der Regel (Schmerzen oder Krämpfe im Rücken, im Leib oder in den Oberschenkeln, welche sich beim Eintritt der Regel bessern oder anhalten oder nach der Regel besonders stark werden)? Bestehen dabei Verdauungsstörungen, Erbrechen, sexuelle Lustempfindungen, Hitzegefühl oder so heftige Beschwerden, daß sie Sie zum Hinliegen zwingen (Ohnmacht mit kaltem Schweiß oder Schmerzen zum Erbrechen)?

100. Ist der Allgemeinzustand gestört oder das seelische Verhalten verändert (Mißlaunisch, heftig, ungerecht, zornig, weinerlich, unwiderstehliches erotisches Verlangen)? Wie sind diese Beschwerden vor, während und nach der Regel?

101. Besteht Ausfluß (Weißfluß, Fluor)? Wie ist die Farbe, Menge und Beschaffenheit?

102. Kommt er stärker **vor** oder **nach** der Regel?

103. Riecht der Ausfluß stark und wonach? Verfärbt er die Wäsche und wie? Ist der Ausfluß milde, wundmachend oder ätzend (angegriffene Unterwäsche) trotz größter Sauberkeit? Fließt er beim Aufstehen morgens das Bein hinab, als käme das Regelblut? Besteht dabei Trockenheit oder Hitzegefühl der Scheide? Jucken der Schamlippen? Wundsein?

104. Kommt die Regel gerne verspätet, verzögert und zu schwach oder anstatt des Regelblutes Weißfluß, Blutungen aus der Nase oder den Brüsten?

105. Bestehen Schwellungen, Temperaturen, Ziehen, Stechen und Schmerz oder Berührungsempfindlichkeit der Brüste (Am 14. Tag vor, während oder nach der Regel)?

Atmungsorgane:

106. Haben Sie irgendwelche Atmungsbeschwerden? Sind Sie kurzatmig in Ruhe oder bei Bewegung? Haben Sie Beklemmungen und Schmerzen im Bereich des Burstkorbes bzw. der Luftröhre oder sogar Angstgefühle?

107. Wie ist der Zustand Ihrer Stimme? Sind Sie öfters heiser? Wann (nach kaltem Luftzug, bei Aufregung, nach längerem Reden, durch kalte Füße usw.)?

108. Haben Sie Auswurf (leicht lösbar, zäh, kleine Klumpen, große Massen, lange Fäden ziehend, schmeckt er salzig, süßlich, faulig oder ist er geschmacklos)?

109. Haben Sie Husten? Welcher Art ist Ihr Husten (Häufigkeit, Stärke der Anfälle, trocken oder feucht, bellend oder erstickend)?

110. Wann husten Sie (zu welcher Stunde des Tages und der Nacht, in Ruhe oder bei Bewegung, im warmen Zimmer oder im Freien, wenn Sie sich hinlegen oder wenn Sie auf sind, während des Essens oder während des Trinkens, beim Einatmen kalter Luft, nachts, beim Warmwerden im Bett, nachts aus dem ersten Schlaf aufwachend, um Mitternacht, nach Mitternacht oder bei anderen äußeren Umständen)?

111. Was beruhigt Ihren Husten? (Es wird dabei nicht nach den Medikamenten gefragt, sondern nach den äußeren Umständen, wie: Schlucken heißer Milch, Zudecken von Mund und Nase, Herumgehen usw.).

112. Welches sind die Nebenerscheinungen, die den Hustenanfällen vorangehen, sie begleiten oder ihnen folgen (Schmerzen auf der Brust, welche Seite, im Bauch, im Kopf, als wenn er platzen wollte, Brennen in der Luftröhre, ständiger Kitzel im Hals, Besserung nach Abhusten des Schleimes, kalter Schweiß am Körper, der Husten ist von Frost gefolgt, Wegspritzen von Urin usw.)?

Rumpf und Glieder

113. Haben Sie Herzklopfen? Gefühl des Flatterns oder eines Stolperns am Herzen? Gefühl, als ob das Herz an einem Faden hinge? Druck auf der Brust mit dem Gefühl, als ob eine eiserne Hand das Herz zusammenpresse? Angst, das Herz bleibe stehen, wenn Sie nicht tief einatmen oder den Atem anhalten, wenn sie sich nicht sofort bewegen oder sich ganz still verhalten? Stiche am Herzen? Plötzliches Wachwerden mit Druck am Herzen? (Schildern Sie die Umstände und Zeiten des Tages oder der Nacht, welche eine der obigen Beschwerden hervorrufen können, wie: Ruhe, Bewegung, Anstrengung, Aufregung, Regel, Witterungswechsel).

114. Fühlen Sie sich unpäßlich durch den Druck der Kleider und haben Sie die Gewohnheit, Kleidungsstücke zu öffnen (Gürtel, Kragen usw.)? Zu welcher Tageszeit?

115. Haben Sie ab und zu Schmerzen im Rücken, zwischen den Schulterblättern, in der Nieren- oder Kreuzbeingegend? (Wann? Im Bett? Beim Stehen, Gehen, Bücken usw.?).

116. Haben Sie Schmerzen in den Muskeln, in den Knochen, in der Knochenhaut oder in den Gelenken?

117. Bestehen diese Schmerzen ständig, an einer bestimmten Stelle des Körpers oder ziehen sie herum? Welche Körperseite wird von Schmerzen vorwiegend oder häufiger befallen?

118. In welcher Richtung ziehen diese Schmerzen? Von den Füßen und Beinen aufsteigend oder vom Kopf und den Armen absteigend? Kreuzen sie sich, bestehen sie nur auf einer Seite oder wechseln sie die Seite?

119. Welches sind die näheren Umstände und Zeiten, die die Schmerzen hervorrufen, verschlimmern, bessern oder zum Abklingen bringen (Zu welchen Tages- oder Nachtstunden, Uhrzeit angeben, beim Stehen, Liegen, am Anfang des Bewegens oder erst nach lange fortgesetzter Bewegung oder am Ende einer Bewegung, durch Umhergehen, durch kalte oder warme, feuchte oder trockene Anwendungen, Witterungswechsel usw.)?

120. Ist die Haut heiß oder kalt, sind die betroffenen Gelenke geschwollen, die Haut darüber gerötet, heiß oder sonst verändert, besteht Berührungsempfindlichkeit oder Besserung durch Druck?

121. Besteht eine Neigung zu Bänderschwäche (häufiges Umknicken und schmerzloses abendliches Anschwellen der Fußgelenke)?

122. Leiden Sie an kalten Füßen und kalten Händen? Haben die Beine eine blaurote Farbe, oder besteht Hitzegefühl in den Fußsohlen (tagsüber oder besonders nachts im Bett)?

123. Schlafen nachts die Arme ein mit dem Gefühl des Ameisenkribbelns, mit dem Gefühl der Vergrößerung oder Anschwellung, besonders der Fingerglieder? Taubheitsgefühle und Bewegungseinschränkung? Werden Sie davon nachts wach und was führt zur Besserung dieser Beschwerden: Herabhängenlassen oder Hochheben der Gliedmaßen, kalte Anwendungen oder die Wärme unter der Bettdecke? Wann sind diese Erscheinungen schlimmer, vor oder nach Mitternacht? Witterungswechsel? Kälte?

124. Leiden Sie an Wadenkrämpfen, und wann treten diese auf? Nachts im Bett oder durch Herumgehen?

125. Haben Sie geschwollene Drüsen (oben am Hals, in den Achselhöhlen, in den Leisten oder in den Brüsten)? Welche Beschwerden machen diese Schwellungen?

126. Welcher Art sind diese Drüsenschwellungen (groß, klein, hart, weich, heiß, kalt, rot, schmerzhaft oder unempfindlich und seit wann)?

127. Haben Sie Krampfadern an den Beinen, an den Schamlippen, auf der Bauchdecke, oder sonstige Blutgefäßzeichnungen (an den Wangen, der Nase oder anderen Körperteilen)?

128. Haben Sie Organsenkungen oder Empfindungen, als ob gewisse Organe (Gebärmutter, Magen) sich senken wollten?

129. Bestehen alte Brüche oder Verrenkungen oder andere ähnliche Gebrechen? Welches sind Ihre Empfindungen dabei (Gefühl, etwas aus dem Unterleib zu verlieren usw.)?

130. Bestehen sonstige Gebrechen oder Beschwerden, die hier nicht angeführt wurden?

Sonstiges

Schlaf:

131. Wie ist Ihr Schlaf, nachts und am Tage (tief, leicht, erregt, erholsam, oberflächlich, unterbrochen)?

132. Zu welcher Tages- oder Nachtzeit haben Sie Schlafbedürfnis oder werden Sie schläfrig? (Stunde angeben, nach Mahlzeiten, Liegen, Sitzen).

133. Schlafen Sie schwer ein, wird der Schlaf öfters unterbrochen, können Sie leicht wieder einschlafen oder bleiben Sie dann schlaflos?

134. Welches sind die Empfindungen oder gar Schmerzen, die Sie am Schlafen hindern, Sie aus dem Schlaf wecken oder Ihren Schlaf beunruhigen (Gedankenandrang und welche Art von Gedanken, Träume, Zuckungen, Magenschmerzen, Unruhe der Beine, Beine müssen dauernd in eine andere Lage gebracht werden, Alpdruck, Kopfschmerzen, Durstgefühl, körperliche oder geistige Überanstrengung)?

135. Welches ist für Sie die angenehmste Ruhelage, oder welche Lage nehmen Sie unwillkürlich im Bett ein und welche Lage ist etwa ausgesprochen störend (rechts, links, Rücken, Bauch, flach oder hoch)?

136. Welcher Art sind Ihre Träume, hauptsächlich jene, welche Sie aus dem Schlafe aufwecken, welche Sie aufregen und verfolgen oder inhaltlich kaum abgewandelt immer wiederkehren?

137. Machen Sie unwillkürliche Bewegungen oder etwas anderes im Schlaf (Zuckungen der Glieder, lautes Reden, Schreien, Zähneknirschen, unruhiges Umherwerfen)?

138. Sind Sie nach einem langen oder kurzen Schlaf besser erholt? Sind Sie nach dem Schlaf müder als zuvor?

Frost:

139. Leiden Sie unter leichter Erkältung? Häufigen Fieberfrösten oder gar Schüttelfrost?

140. Leiden Sie unter speziellen Kälteempfindungen und wo? Steigen diese im Körper an oder verteilen sie sich überall?
141. Sind Sie kälteempfindlich oder wird Ihnen schnell heiß, oder das eine und das andere abwechselnd? Wann und wie?

Fieber:

142. Zwingt Sie Ihre Körperhitze sich aufzudecken, die Fenster zu öffnen, und haben Sie dieses Verlangen selbst dann noch, wenn Sie im Schüttelfrost liegen? Suchen Sie mit den Händen und Füßen kühle Stellen, besonders im Bett?
143. Neigen Sie leicht zu Fieberreaktionen? Sind Sie im Fieberstadium durstig oder durstlos? Wollen Sie sich trotz großer Fieberhitze fest zudecken und bekommen Sie bei der kleinsten Entblößung Frostschauer? Bleibt die Haut trocken im Fieber oder schwitzt sie leicht?
144. Haben Sie Hitzewallungen und in welchen Körperteilen, mit oder ohne Schweiße? Sind die Hitzewallungen begleitet mit Klopfen in allen Körperteilen?
145. Neigen diese Wallungen dazu, im Körper aufzusteigen oder abzufallen? Welche Umstände rufen sie hervor (Wechseljahre, vor der Regel, nach dem Essen, in einem warmen Zimmer, im Bett, vor Aufregung usw.)?

Schweiße:

146. Schwitzen Sie im allgemeinen leicht am Körper, oder nur wenig oder nicht? Wo? (An den entblößten oder an den bedeckten Stellen des Körpers, im Nacken, an der Kopfhaut, Oberlippe, Gesicht, unter den Armen, an Händen und Füßen, Geschlechtsteilen, nur auf einer Seite, wenn der Löffel in den Mund geführt wird, beim Essen)?
147. Wie ist die Menge des Schweißes, sein Geruch, seine Farbe, seine Beschaffenheit (wässrig, reichlich, klebrig, kalt oder warm, stinkend, sauer oder geruchlos, Geruch nach Knoblauch, färbt die Wäsche usw.)?
148. Mildert, verschlimmert oder beendet ein Schweißausbruch die übrigen Beschwerden und welche?

Haut:

149. Welches ist die Beschaffenheit Ihrer Haut (Trockenheit, Feuchtigkeit, Temperatur, Festigkeit, Farbe, Aussehen und Absonderungen, Fettigkeit oder Schuppenbildung)?
150. Auf welchen Teilen des Körpers befinden sich Ausschläge, Geschwüre, Auswüchse, Frostbeulen, Flecken, Hühneraugen, Warzen, Abszesse oder andere äußere Hauterscheinungen und seit wann?
151. Beschreiben Sie deren Beschaffenheit, Farbe, Form, Festigkeit, Empfindlichkeit, Aussehen und Ausdehnung.
152. Was empfinden Sie an den betroffenen Körperteilen und welches sind die Umstände und Zeitabschnitte des Tages, der Nacht oder des Jahres, die diese Empfindungen hervorrufen, verschlimmern, bessern oder zum Verschwinden bringen? (Jucken, Brennen, Hitze, Stechen, Klopfen, Kälte, Schmerzen, Spannung, Schwellung usw.).
153. Wie sind die Absonderungen der Hautausschläge beschaffen? Wie sehen sie aus (Farbe, Geruch, ätzende Wirkung, zähflüssig wie Honig, zu Krustenbildung neigend)?
154. Haben Sie früher ein Hautleiden gehabt? (Kindheit-Milchschorf, Entwicklungszeit-Eiterpusteln auf Rücken und im Gesicht (Akne), Flechten, Ekzeme, Nesselfieber, offene Frostschäden?)
155. Wie sehen Ihre Finger- und Fußnägel aus (Farbe, Dicke, Form, Fehlerhaftigkeit der Bildung, Schnelligkeit des Wachstums, sind sie brüchig, fleckig, streifig)?

156. Haben Sie Risse, Schrunden, Falzhäutchen an den Nägeln, Niednagel-
bildung?

157. Neigt die Haut zu Schwielenbildung, besonders an Stellen, die dauern-
dem Druck ausgesetzt sind? Neigen diese Schwielen zu Rißbildung und Ent-
zündungen oder tieferliegenden Eiterbildungen unter den Druckstellen?

158. Sind die Unterschenkel, besonders in ihrem unteren Drittel, rotviolett,
bräunlich oder gar blaubraun verfärbt? Bilden sich dort fest eingezogene,
starre Hautpartien mit Neigung zu Geschwürsbildung, Schwellung, Wetter-
empfindlichkeit, stechender Hitze, klopfenden Schmerzen, Unverträglichkeit
der Bettwärme? Haben Sie Hautverfärbungen der Zehenenden und welcher
Art?

B. Allgemeine Vorschriften

1. Niemals andere Medikamente während der homöopathischen
Kur benutzen, auch keinen Tee, keine Beruhigungsmittel, Einreibungen, Abführmittel usw. Keinen Schwefel-, Kampfer- oder Ammoniak-
dampf einatmen. Keine Tropfen in die Nase tun, auch keine Salben
usw.

2. Reizmittel (Kaffee, Tee, Alkohol) verhindern die Wirkung des
homöopathischen Heilmittels und müssen unbedingt durch thein-
freien Tee bzw. coffeinfreien Kaffee (zu gleichen Teilen gemischt mit
Malzkaffee) ersetzt werden. Ein kleines Glas Wein zur Hauptmahl-
zeit ist 3mal wöchentlich erlaubt, wenn es vom Arzt nicht ausdrück-
lich verboten wird.

3. Wenig würzen, wenig Salz und sehr wenig Säuren (Essig, Zitro-
nen usw.) nehmen.

4. Alle Tage etwas Obst und rohes Gemüse essen, evtl. als frischer
Saft zubereitet.

5. Im allgemeinen die Mittel nüchtern einnehmen, d. h. 1 Stunde
vor den Mahlzeiten; eine Stunde vor und nach dem Einnehmen nichts
essen. Man tut gut daran, sich nach dem Einnehmen ½—1 Stunde
hinzulegen, das Mittel ist dann wirksamer (gilt besonders für Absatz
B 2, C, E und F des nächsten Abschnitts).

6. W i r k u n g e n :

a) Die Mittel können sofort zu einer B e s s e r u n g führen; man
setzt dann die Kur fort, läßt aber größere Zwischenräume zwischen den Einzelgaben.

b) Wenn eine V e r s c h l i m m e r u n g des Allgemeinzustandes oder
bestimmter Symptome eintritt, so spricht das dafür, daß das Mittel
zwar richtig gewählt ist, daß aber der Kranke sehr empfindlich ist.
Man bezeichnet dieses Phänomen als m e d i k a m e n t ö s e E r s t -
v e r s c h l i m m e r u n g. Sobald man die ersten Zeichen davon
merkt, hört man mit dem Einnehmen sofort für 5 Tage auf; danach

kann man wieder vorsichtig anfangen. Wenn eine neue Reaktion eintritt, mit dem Mittel aufhören und den Arzt benachrichtigen. Eine länger dauernde Erstreaktion erschwert die Heilung.

c) Wenn das Mittel keinerlei Änderung im Verlauf von 10 Tagen bewirkt, muß man den Arzt benachrichtigen, denn dann ist irgendein Umstand vorhanden, der die Arzneiwirkung verhindert.

7. Homöopathisch behandeln heißt: gemäß den Gesetzen der Natur behandeln, indem man sich auf Erfahrung und Beobachtung stützt. Der Kranke muß daher mit seinem Arzt mitarbeiten und alle Symptome sowie alle während der Kur eintretenden Veränderungen mit genauen Daten aufschreiben, um dem Arzt sagen zu können, nach welchem Mittel die oder jene Veränderung eingetreten ist. Wenn der Kranke peinlich genau diese Vorschriften beachtet, wird er ohne Zeitverlust und gründlich geheilt werden.

C. Vorschriften für die Anwendung homöopathischer Mittel

Wie soll man die homöopathischen Dynamisationen anwenden?

Jedes Rezept wird von mir z. B. mit einem Buchstaben gekennzeichnet, dem jeweils folgende Verhaltungsmaßregeln entsprechen:

A 1. Die Körner unter der Zungenspitze zergehen lassen. Menge und Wiederholung je nach Einzelvorschrift.

A 2. Bei akuten Krankheiten: 10 Körnchen in einem Glas Wasser auflösen und einen Eßlöffel voll davon einnehmen, dann einen 2. nach ¼ Stunde, einen 3. nach ½ Stunde und noch einen 4. eine Stunde nach dem dritten. Den Rest 3 Stunden später trinken. Nachher nimmt man 3mal tgl. 2 Körnchen ein, 1 Stunde vor den Mahlzeiten. Längere Pausen einlegen, sobald eine Besserung zu spüren ist.

B. Den ganzen Inhalt der Packung in ½–1 Glas Wasser auflösen und jeweils 1 Eßlöffel voll einnehmen. Vor jedem Gebrauch 15 Sek. lang schütteln. Horn-, Glas- oder Holzlöffel verwenden.

B 1. Bei akuten Krankheiten: anfangs häufiger nehmen, dann ab 2. Tag die Abstände zwischen den Einzelgaben verlängern.

B 2. Bei chronischen Krankheiten: 3mal tgl. 1 Eßlöffel der Lösung für die angeordnete Zeit einnehmen, außer wenn der Arzt weniger oder mehr pro Tag verordnet hat. Die nötige Wassermenge vorher ausrechnen.

C. Einzel-Dosen: Man nimmt sie auf einmal oder hintereinander, indem man den Inhalt der Packung in ungefähr gleiche Teile abteilt. Die Körnchen unter der Zunge zergehen lassen.

D. Drainagemittel: Sie setzen die Ausscheidung toxischer Produkte des kranken Organismus in Gang.

1. Körnchen: Die verordnete Menge einnehmen.

2. Flüssigkeiten: Die verordnete Tropfenmenge einnehmen.

3. Pulver: Das Pulver in einem braunen Fläschchen auflösen, das mit 20%igem Alkohol gefüllt ist (Fläschchen von 15 ccm Inhalt), wie es unter F angegeben ist, aber nur 10mal am Anfang schütteln und 2mal vor jedem Einnehmen.

E 1. Hochpotenzen (50 000) — (als LM bezeichnet): Das Fläschchen zuerst 100mal stark schütteln (wenn möglich durch eine andere gesunde Person machen lassen). Außerdem 10mal vor jedem Einnehmen schütteln. Das Mittel nach Vorschrift in ein wenig Wasser einnehmen. Man tut gut daran, besonders zu Beginn der Anwendung eines Mittels, die Tropfen in ½ Glas Wasser zu schütten und dieses nach guter Durchmischung in 4 Portionen auf den Tag verteilt einzunehmen, d. h. vor jeder Mahlzeit und beim Schlafengehen. Dann wartet man 2—3 Tage nach der 1. Anwendung. Wenn keine Reaktion eintritt, fährt man fort. Nach 8 oder 10 Tagen nimmt man die so zubereitete Flüssigkeit auf einmal. Wenn eine Reaktion eintritt, muß man größere Zwischenräume zwischen den Einzelgaben machen (1mal wöchentlich oder 1mal alle 10 Tage); siehe Nr. 6 der „Allgemeinen Vorschriften".

E 2. Bestimmte Mittel verdünnt man besser noch mehr. Man schüttet 5 Tropfen in ein Glas Wasser, rührt um, verdünnt einen Kaffeelöffel voll von dieser Mischung in einem 2. Glas Wasser und nimmt letzteres in 4 Portionen im Laufe eines Tages ein (den Rest des ersten Glases wegschütten).

E 3. Die LM-Potenz zuerst 100mal stark schütteln, indem man sie gegen ein Buch schlägt. Alsdann nehme man davon die vorgeschriebene Menge und gebe diese in 1 Glas Wasser (ca. 1 dl), worauf man gut umrührt. Von dieser Lösung nehme man je nach Vorschrift 1- bis 3mal pro Woche zunächst 1 Mokkalöffel voll ein. Machen sich keinerlei Reaktionen bemerkbar, so steigere man die eingenommene Menge progressiv, indem man allmählich zu 1 Kaffeelöffel, dann zu 1, ja bis zu 2 Eßlöffel etwa jeden 2. Tag einnimmt, sofern nichts anderes vorgeschrieben ist. Der im Glase übrig bleibende Rest wird stets weggeschüttet, d. h. bei jeder neuen Einnahme des Mittels ist die Lösung frisch zuzubereiten.

Es ist bei dieser Methode unbedingt notwendig, einen Überschuß an Lösung herzustellen, damit eine vollkommene Potenz entsteht, hingegen darf man davon nur einen Teil einnehmen, um unliebsame Reaktionen zu vermeiden.

E 4. Treten trotzdem Reaktionen ein oder sind diese vom Arzte bereits vorausgesehen worden, so entnimmt man aus der nach E 3 zubereiteten Lösung 1 Mokkalöffel voll und gibt diese Menge in ein zweites Glas Wasser (ca. 1 dl). Von diesem zweiten Glase nimmt man dann die gleiche Menge ein, ebenso progressiv steigernd wie unter E 3 beschrieben. Treten nach einiger Zeit keine Reaktionen mehr ein, so geht man zur Einnahme nach E 3 über. Die übrigbleibenden Reste der Lösung im ersten und im zweiten Glase werden weggeschüttet.

F 1. LM ist Substanz: Manchmal verschreibt man zweckmäßigerweise diese Potenzen als Substanz. Man wird dann wie folgt vorgehen: ein braunes Fläschchen von 10 ccm nehmen (neu), es ausspülen und dann in kochendem Wasser 10 Minuten lang sterilisieren (das Fläschchen in kaltes Wasser legen, das man langsam zum Kochen bringt). Danach es in kaltem destilliertem Wasser schwenken (3mal) und zu ¾ mit 20%igem Alkohol füllen (1 Teil reiner Alkohol aus der Apotheke mit 4 Teilen destilliertem Wasser). Jetzt das Pulver hinzufügen, leicht hin und her bewegen bis zur völligen Auflösung der Substanz, dann weiter wie unter E angegeben (100mal schütteln usw.). Man kann die Zubereitung auch in einer Apotheke machen lassen.

F 2. Wurde das Medikament dem Patienten in Form eines Pulvers übergeben (mit F 2 bezeichnet), dann löse er dasselbe genau wie nach F 1 auf, nur nehme er eine Flasche von 150,0 g, in welche er vorgängig 100,0 g destilliertes Wasser und 15,0 g reinen Alkohol eingefüllt hat. Als dann wird nach E 3 oder E 4 verfahren.